献给温暖有光的你

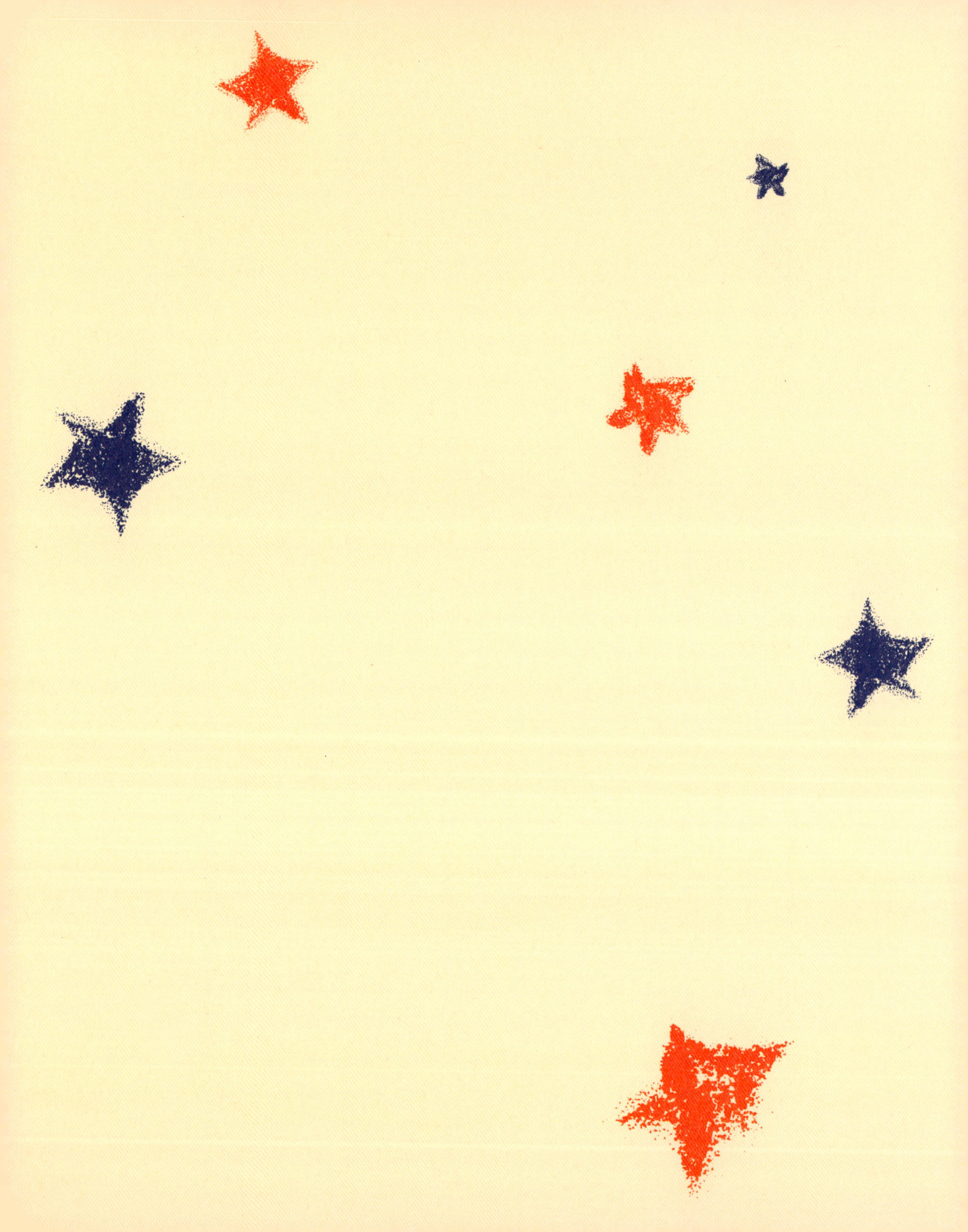

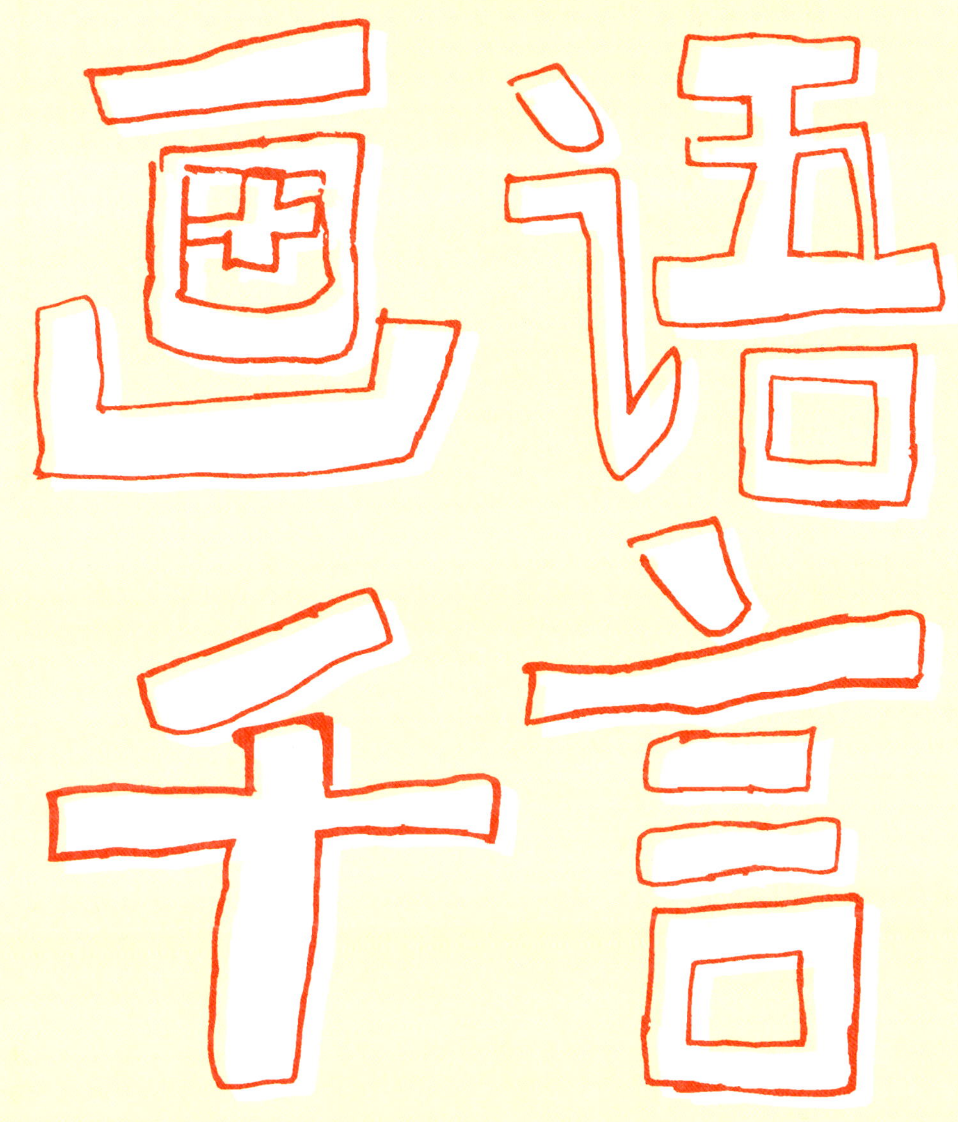

A Special Children's Painting Album

杨绫 编

浙江教育出版社 · 杭州

图书在版编目（CIP）数据

画语千言 / 杨绫编. — 杭州 : 浙江教育出版社，2020.5
ISBN 978-7-5722-0153-0

Ⅰ. ①画… Ⅱ. ①杨… Ⅲ. ①孤独症 – 防治–文集②绘画–作品综合集–中国–现代 Ⅳ. ①R749.4-53 ②J221

中国版本图书馆CIP数据核字(2020)第059454号

画语千言

HUAYU QIANYAN

杨绫 编

责任编辑：江 雷 王晨儿
美术编辑：韩 波
责任校对：刘晋苏
责任印务：陈 沁
装帧设计：顾 页
出版发行：浙江教育出版社（杭州市天目山路 40 号 邮编：310013）
印刷装订：杭州富春印务有限公司
开　　本：787 mm × 1092 mm 1/16
印　　张：10
字　　数：200 000
版　　次：2020 年 5 月第 1 版
印　　次：2020 年 5 月第 1 次印刷
标准书号：ISBN 978-7-5722-0153-0
定　　价：68.00 元
网　　址：www.zjeph.com

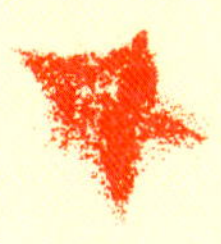

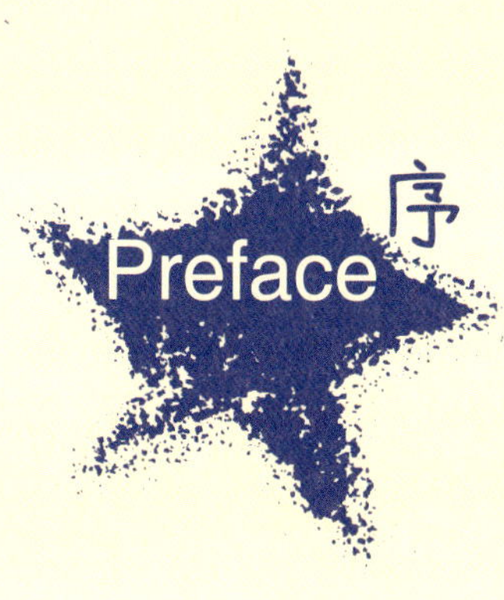

序

冬季的杭州，阳光是温暖的，包含着彩虹的绚丽色彩，包含着生活的百般滋味，而我心中的那道光却折射出一道强烈的色彩——红色，爱心的颜色。

多年来我们一直致力于特殊孩子的艺术教育，五年前我们萌发了让这种无言的爱传播的想法，让更多的朋友能看到、触到特殊孩子的画，实现超越语言的交流。我们已经连续 5 年承办“来自星星的画语”——杭州市自闭症学生画展。在社会爱心人士的大力支持下，孩子们的画被送到了北京、敦煌、上海、台湾等地，以及海外的日本等地区展览。今天，我们再一次被浙江教育出版社感动，他们为特殊孩子精心策划、组织出版这本画册。这种善举不仅鼓励了孩子们展现生命的潜能，更传递了一股爱的正能量，向社会宣导特殊教育，让更多的人关注特殊孩子，真正进入他们的世界，倾听他们的声音，与他们进行心灵交流。

绘画，给我们提供了一种可能，让特殊孩子通过艺术教育去感受，艺术所带来的可以呼吸的美、可以感知的美、可以创造的美，进而领悟生命的真谛。本画册共收录了 120 多幅特殊孩子的艺术作品，孩子们用独特的视角和稚嫩的画笔描绘自己缤纷的世界、善变的情绪和丰富的心灵。这些作品构思巧妙、造型生动、题材广泛、创意丰富，凝聚了老师们的心血，插上了孩子们梦想的翅膀。特殊孩子的语言，虽然质朴，但很真诚；特殊孩子的心灵，虽然稚嫩，但很纯洁。画里流淌着孩子们成长岁月的点滴心语，放飞着孩子们畅想未来的绮丽梦想，他们试着用自己的画来描绘生活，用自己的行动播种希望，虽然历经磨砺，但是收获着满满的自信，体验着充实的快乐，绽放着属于自己的精彩！

当我们静静地欣赏这本画册时，也慢慢走进了孩子们色彩斑斓的内心，看见了人性的真、善、美，感受着世间的平等和爱。

爱的传递，有你有我！

杭州市杨绫子学校　俞林亚

2020.1

陈胤利
Chen Yinli

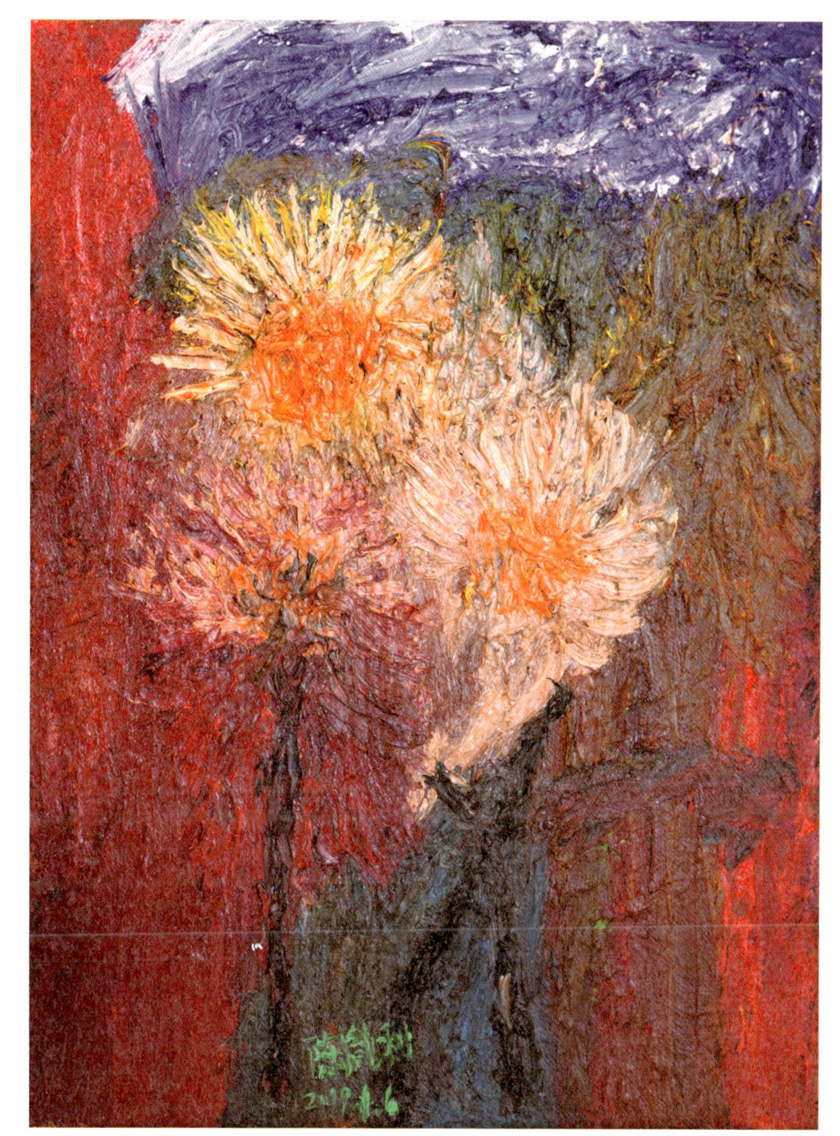

美丽的花

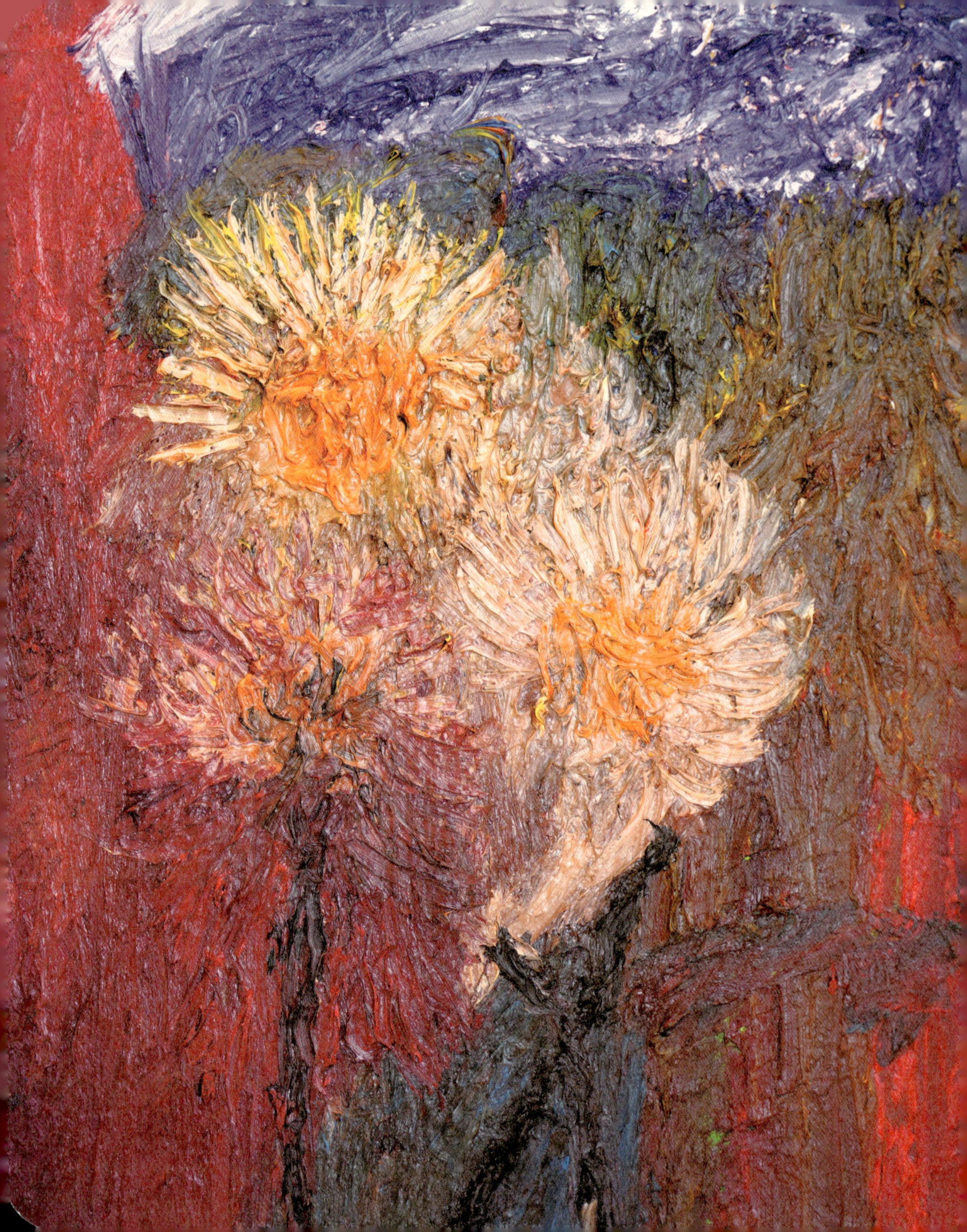

林边风景

陈胤利
Chen Yinli

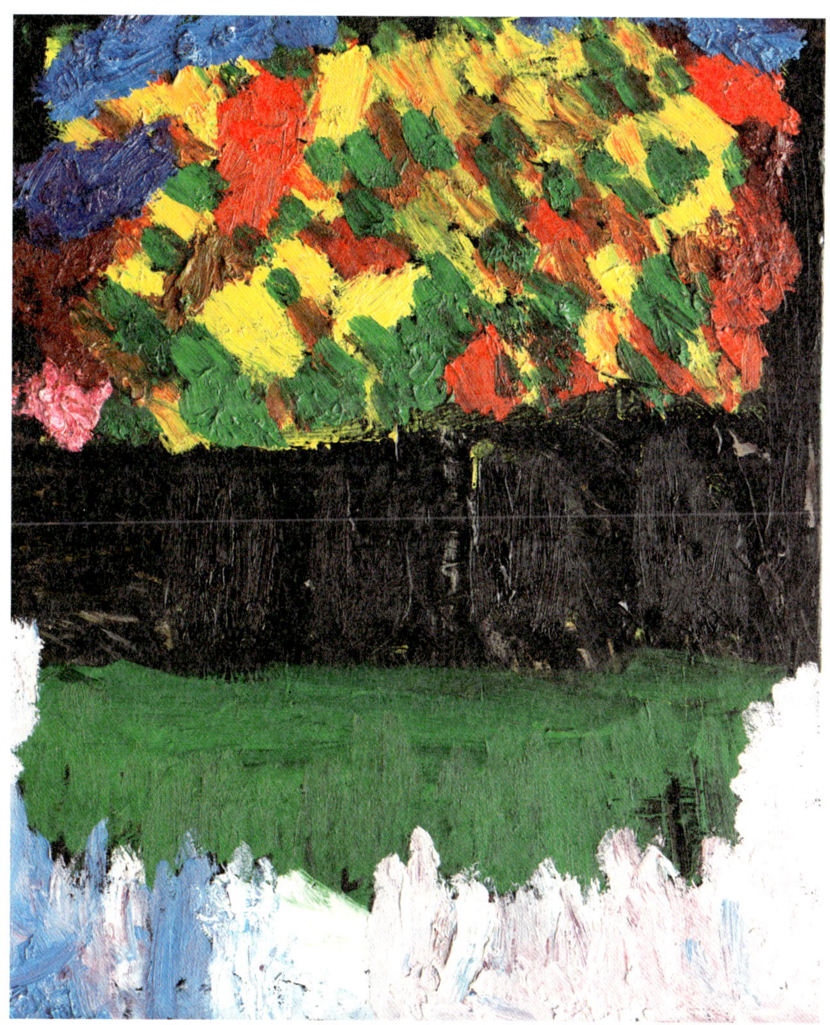

陈胤利
Chen Yinli

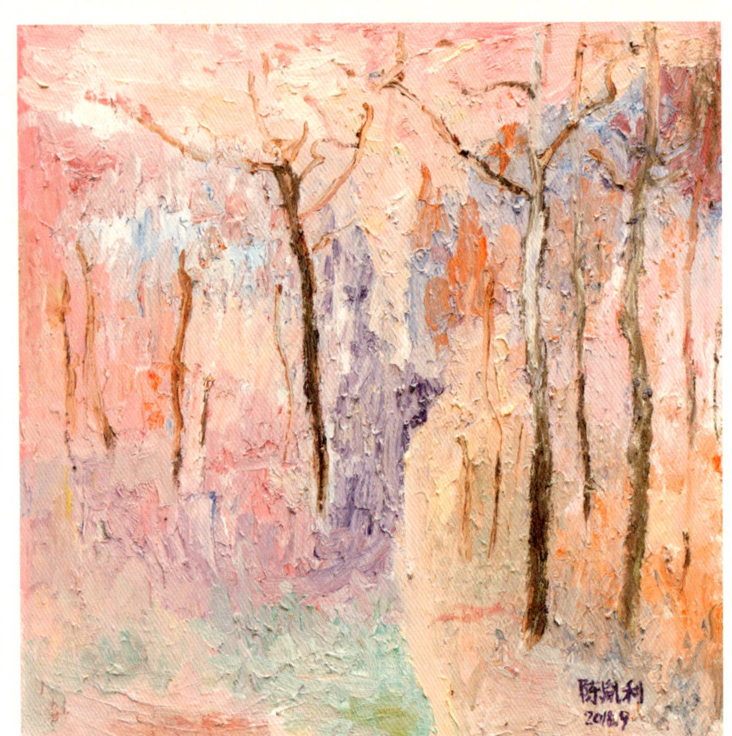

风景

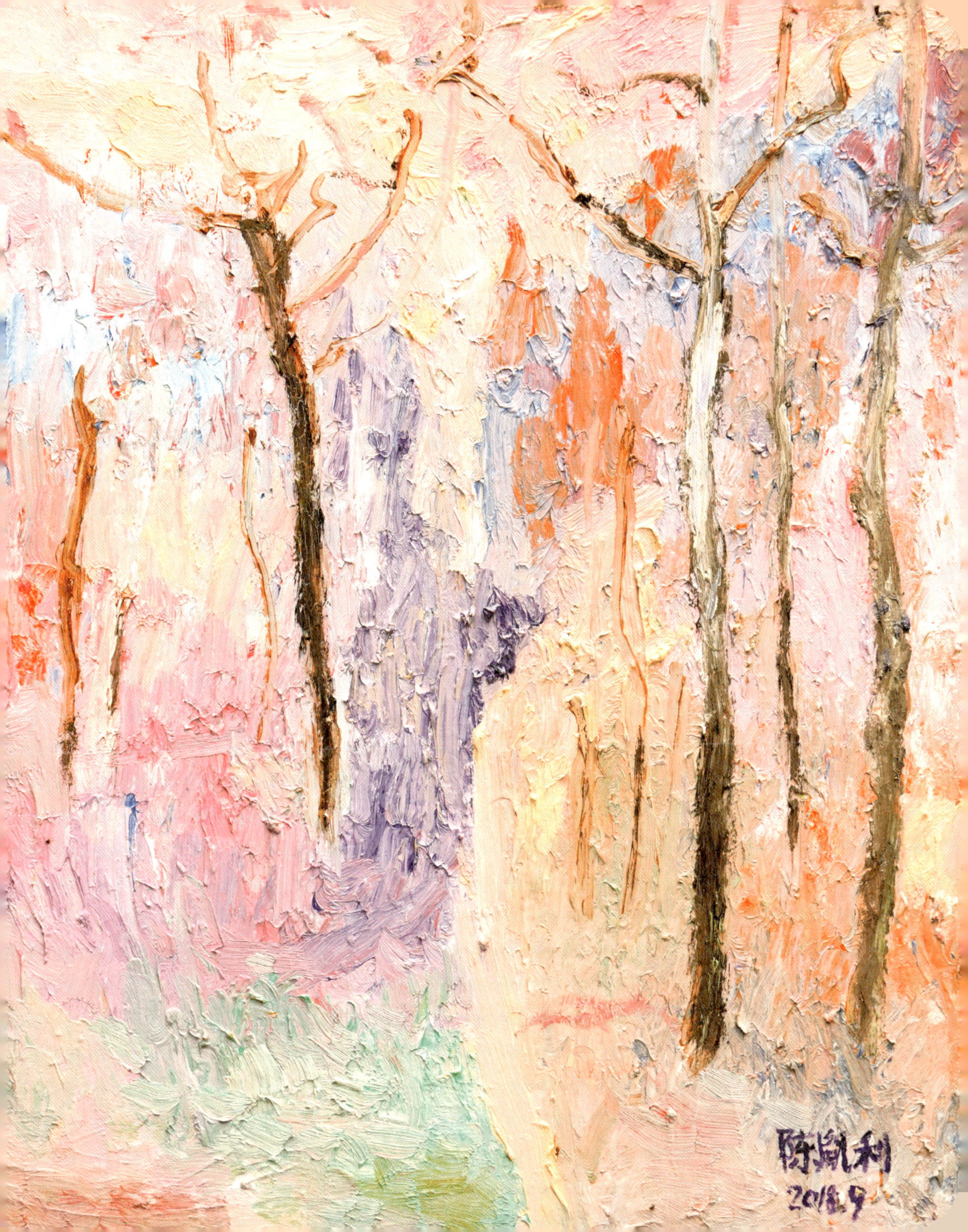
2018.9

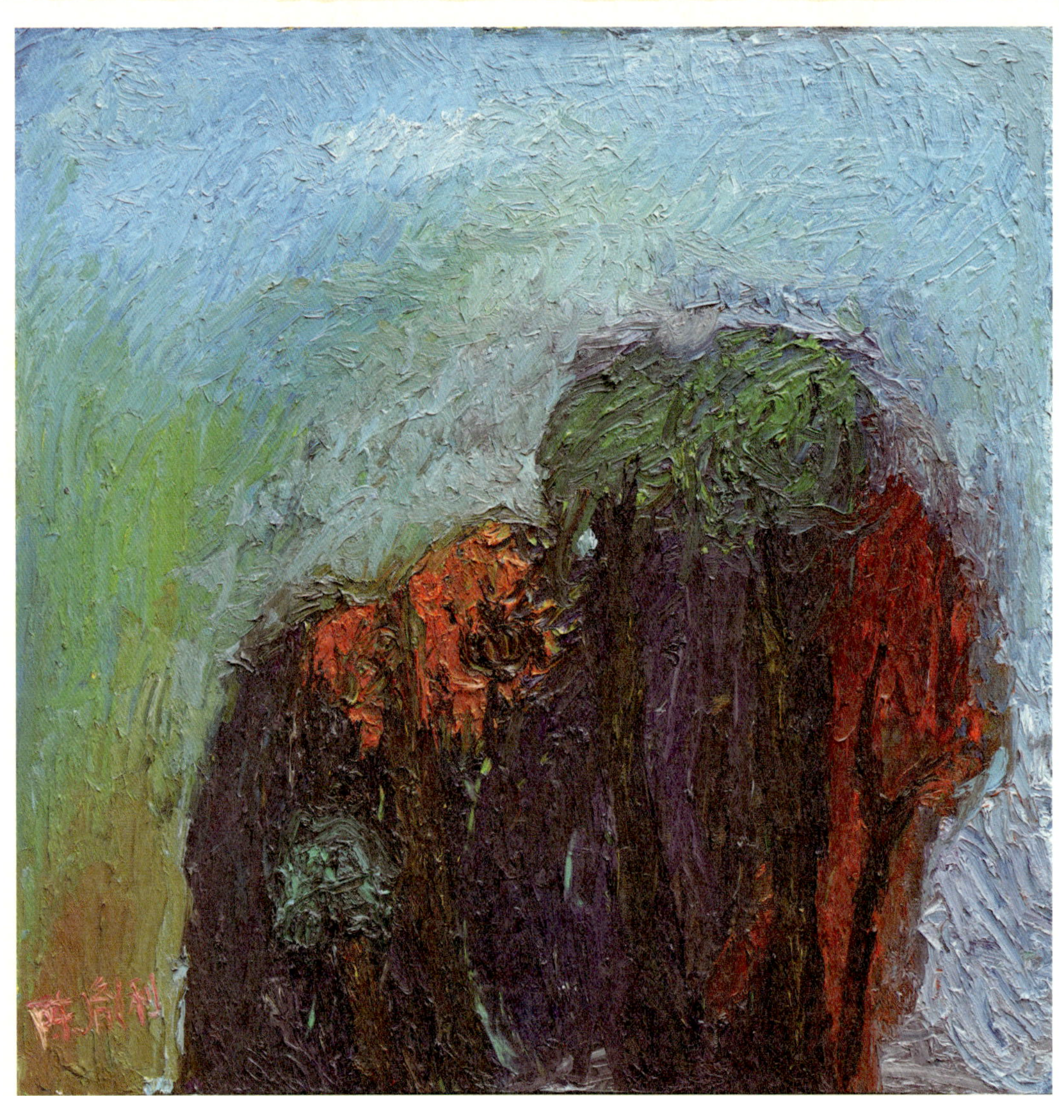

陈胤利
Chen Yinli

风景

陈胤利
Chen Yinli

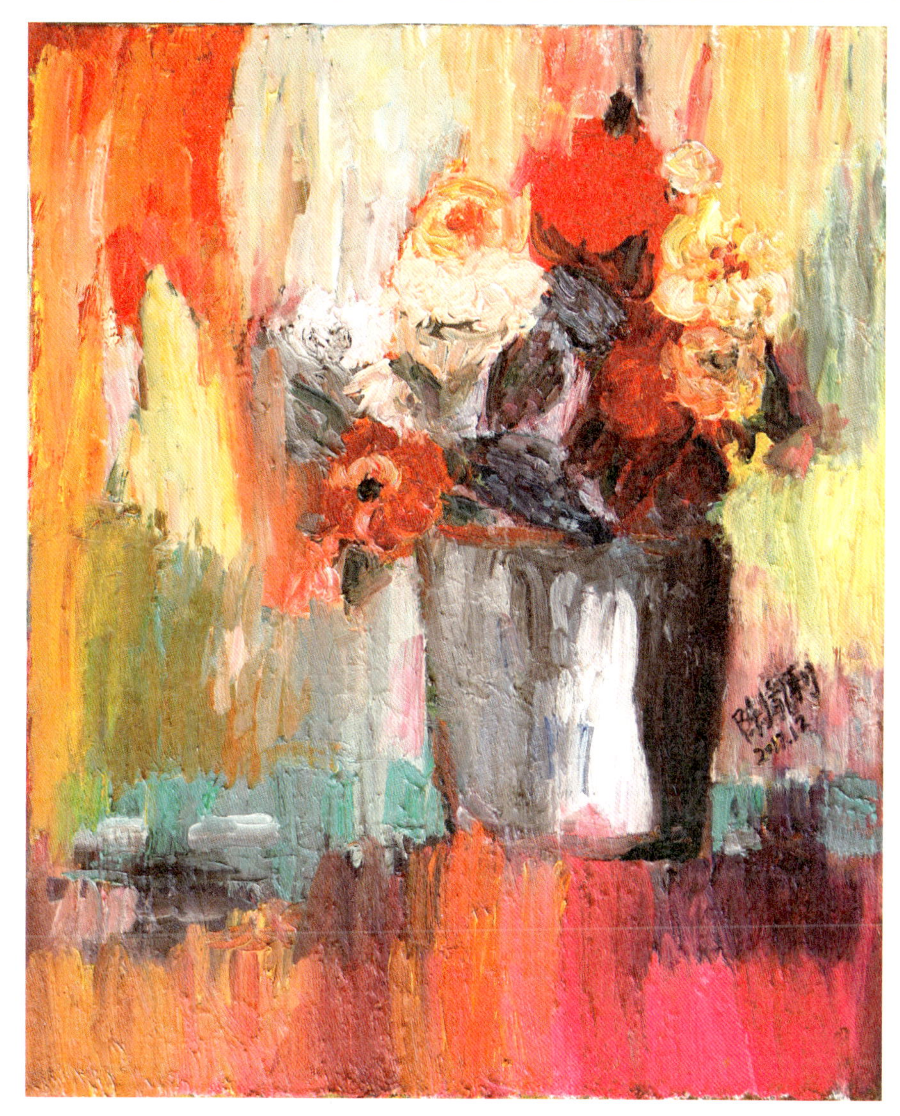

静物花卉

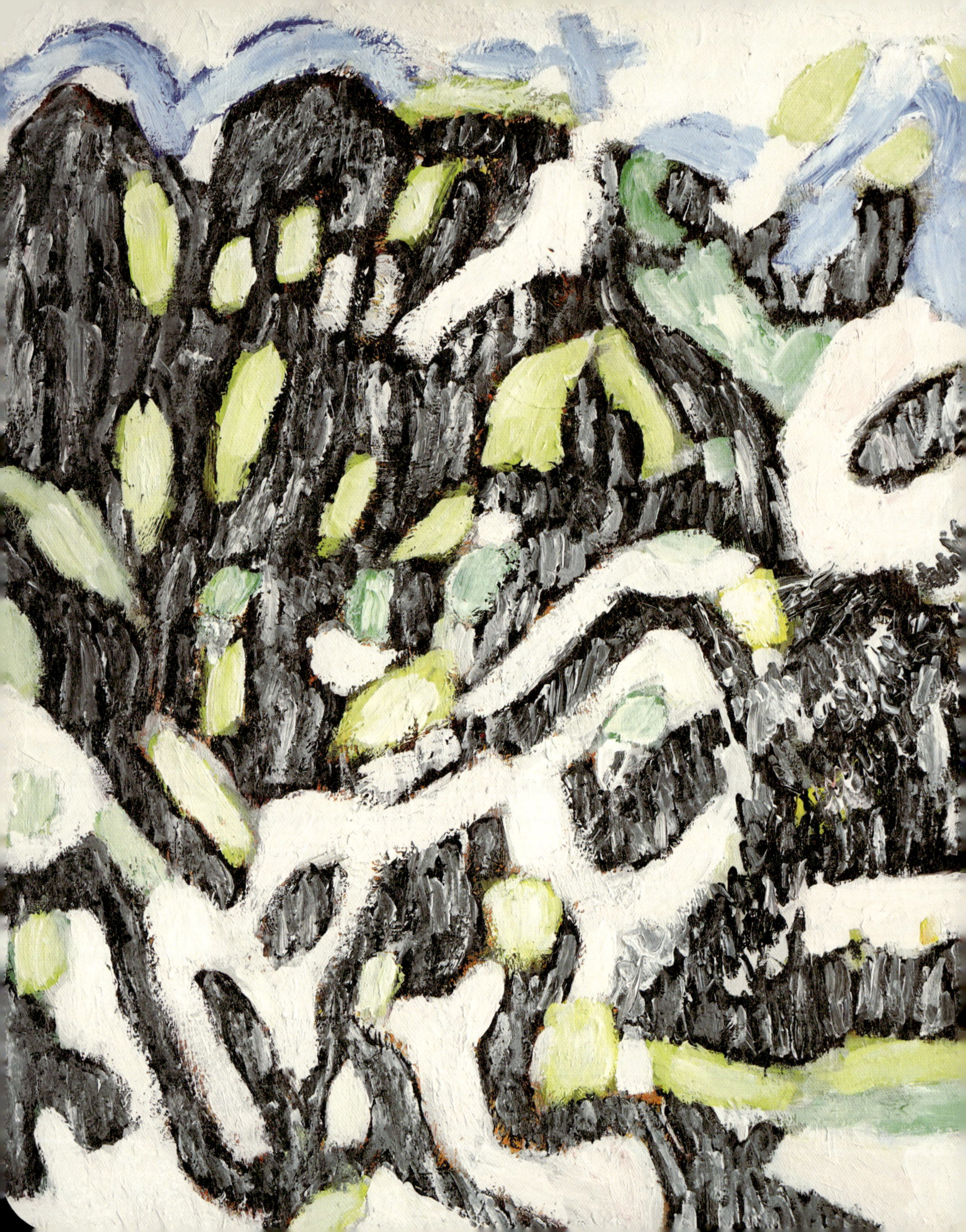

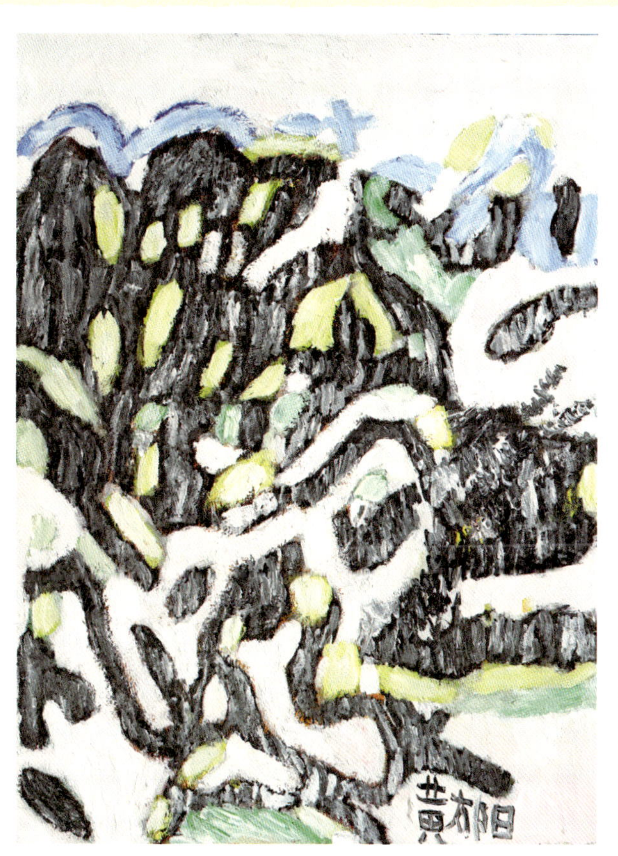

山水

黄太阳
Huang Taiyang

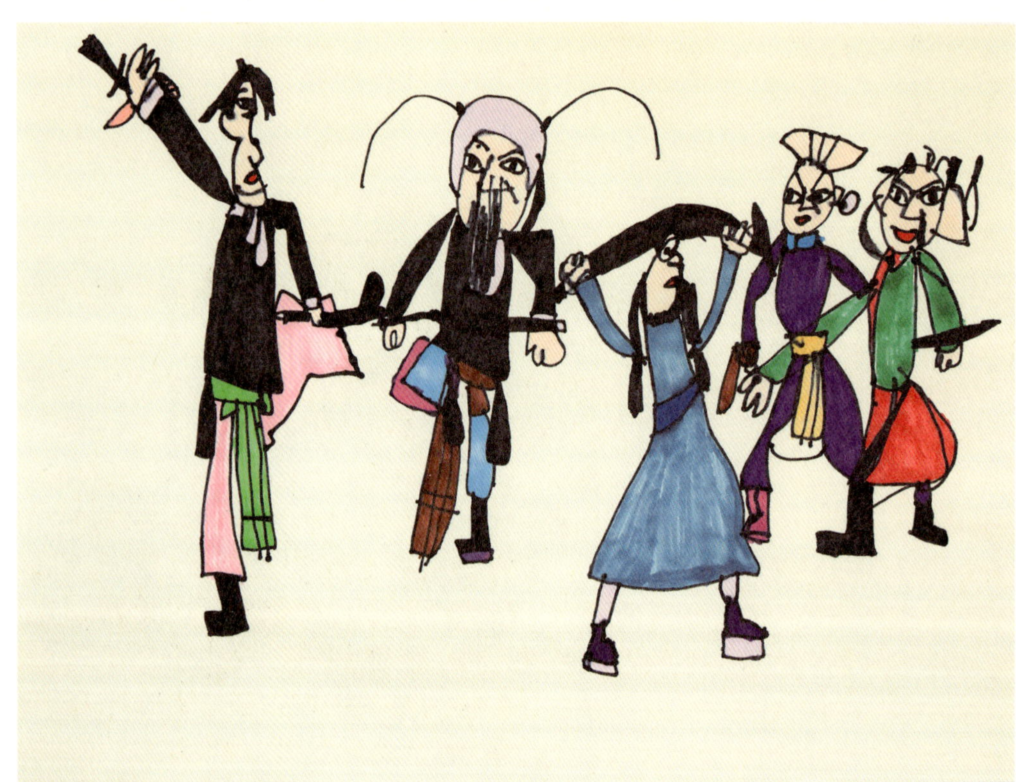

你方唱罢我登场

黄太阳
Huang Taiyang

喷火兵器

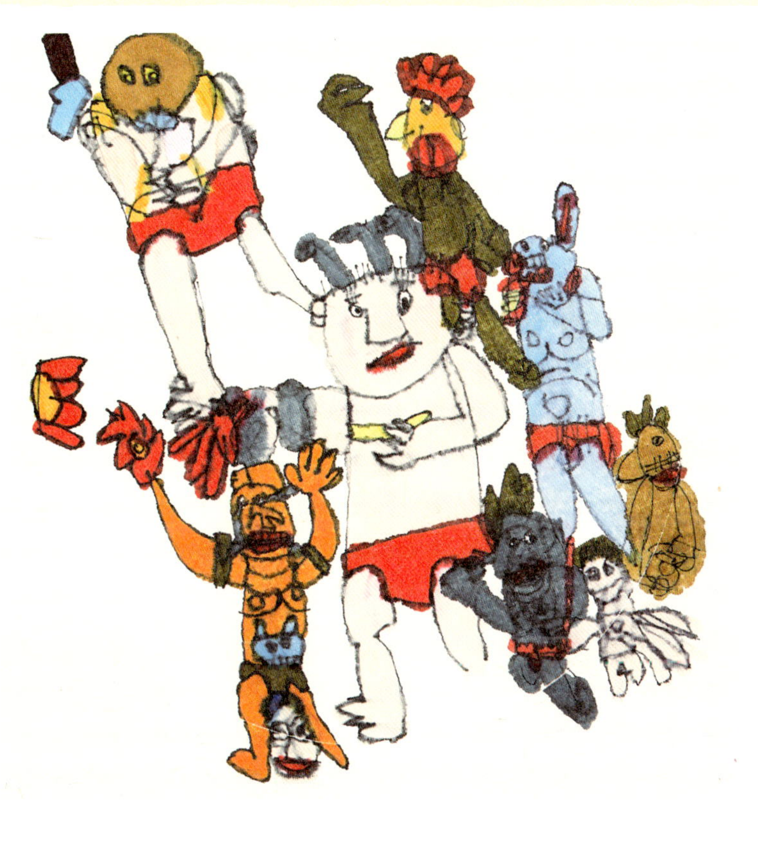

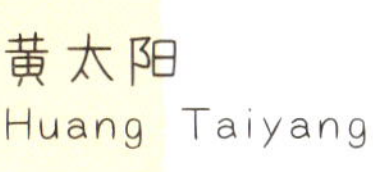

黄太阳
Huang Taiyang

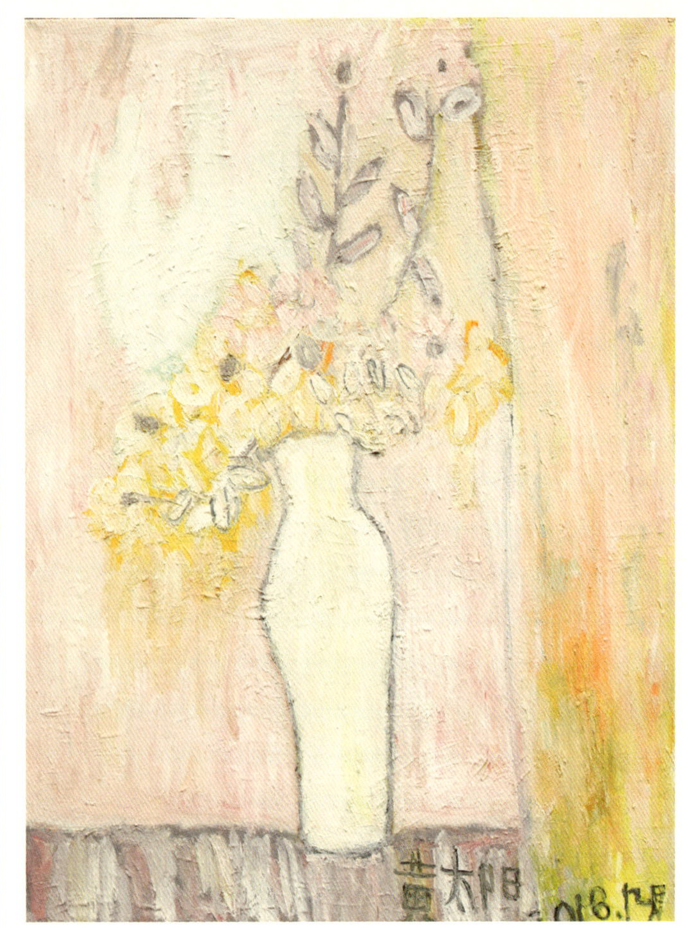

静物花卉

黄太阳
Huang Taiyang

黄太阳
Huang Taiyang

人物系列一1

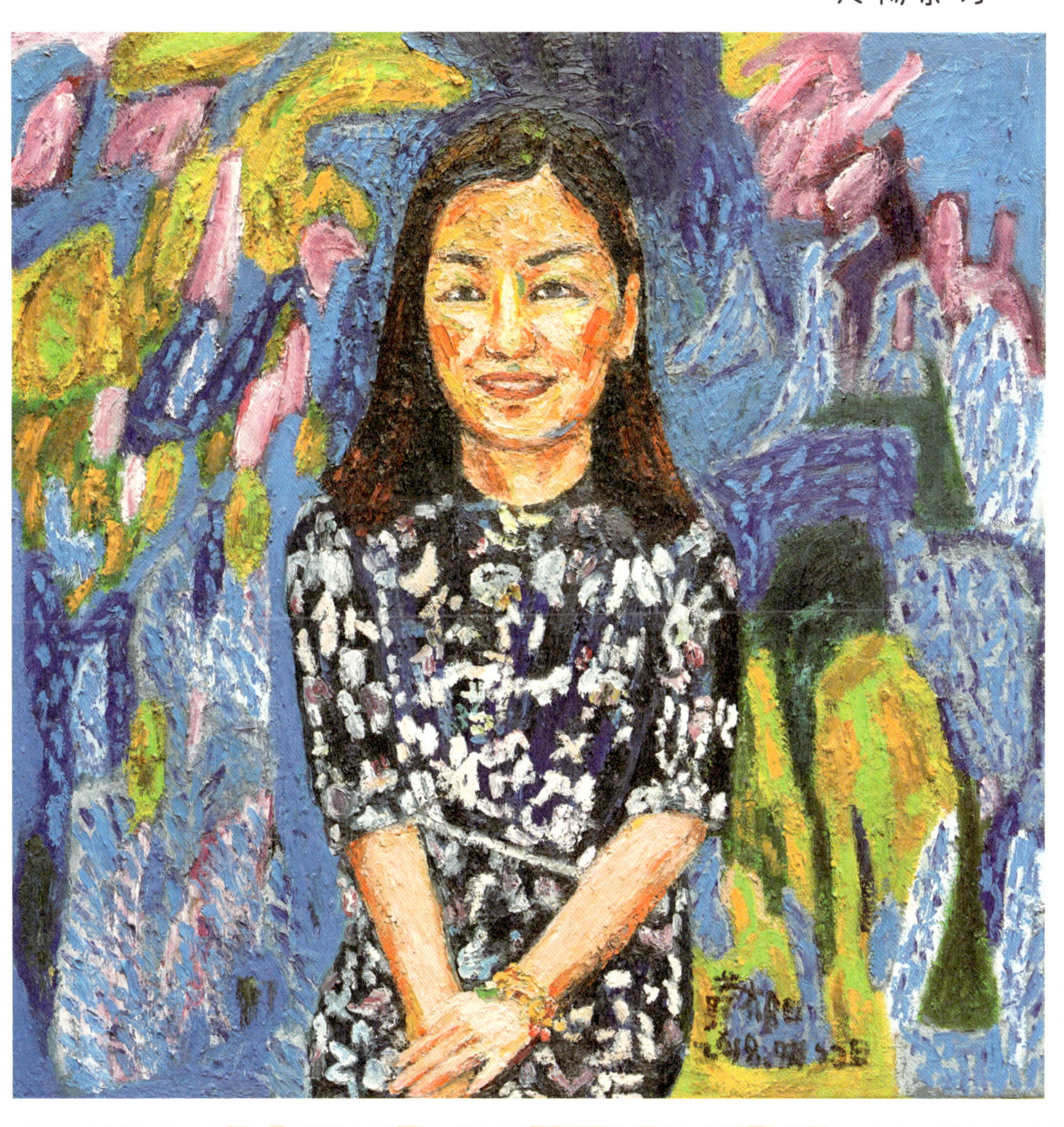

人物系列－2

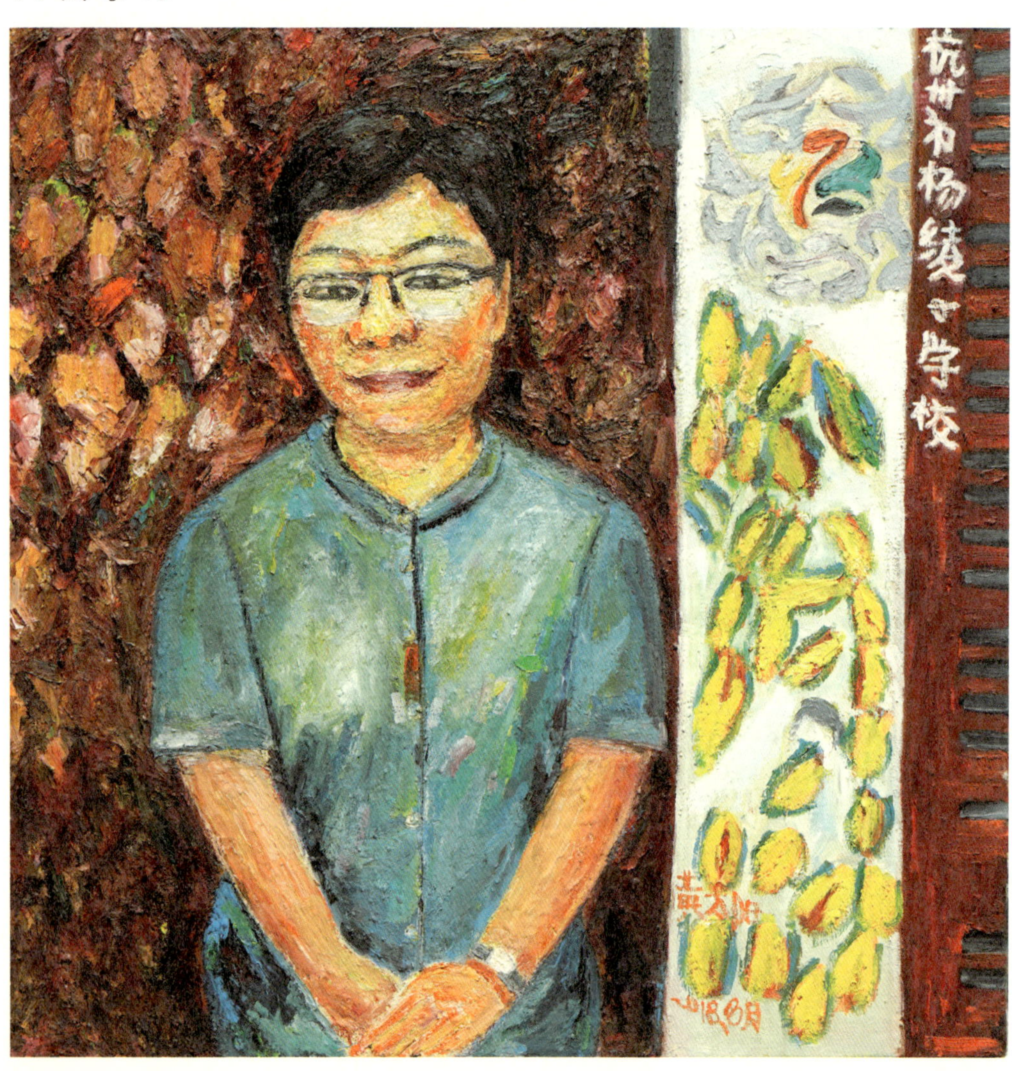

黄太阳
Huang Taiyang

黄太阳
Huang Taiyang

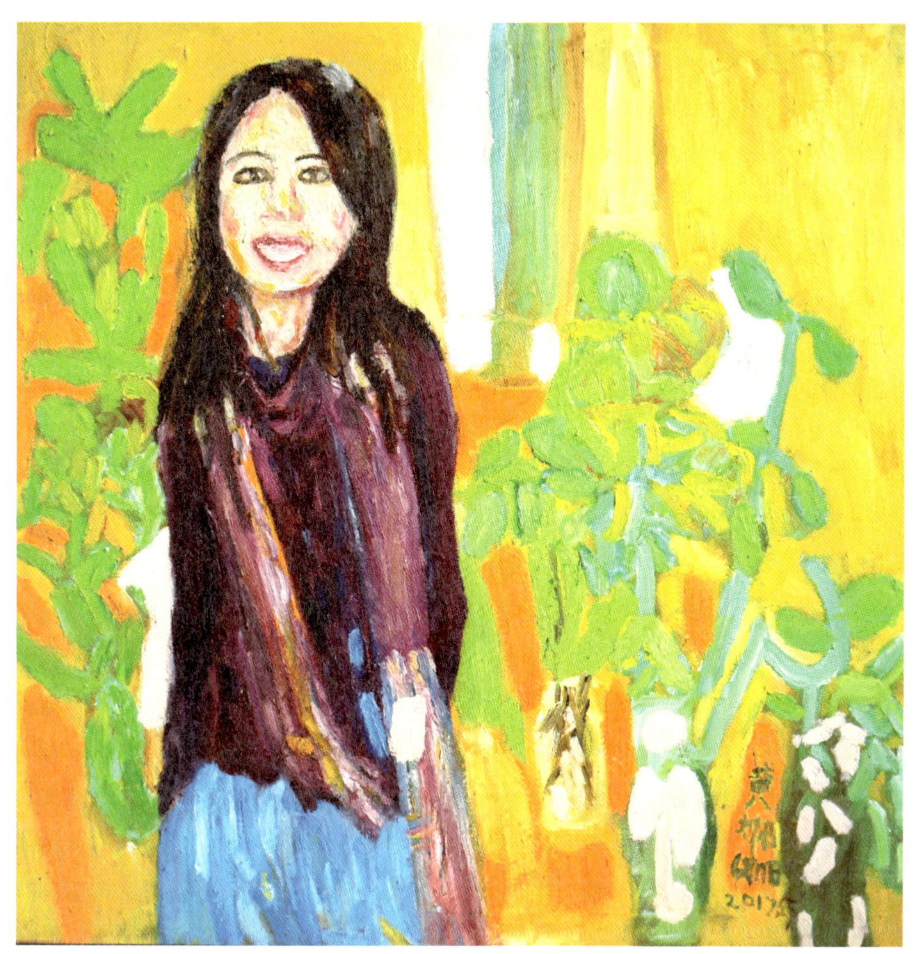

人物系列－3

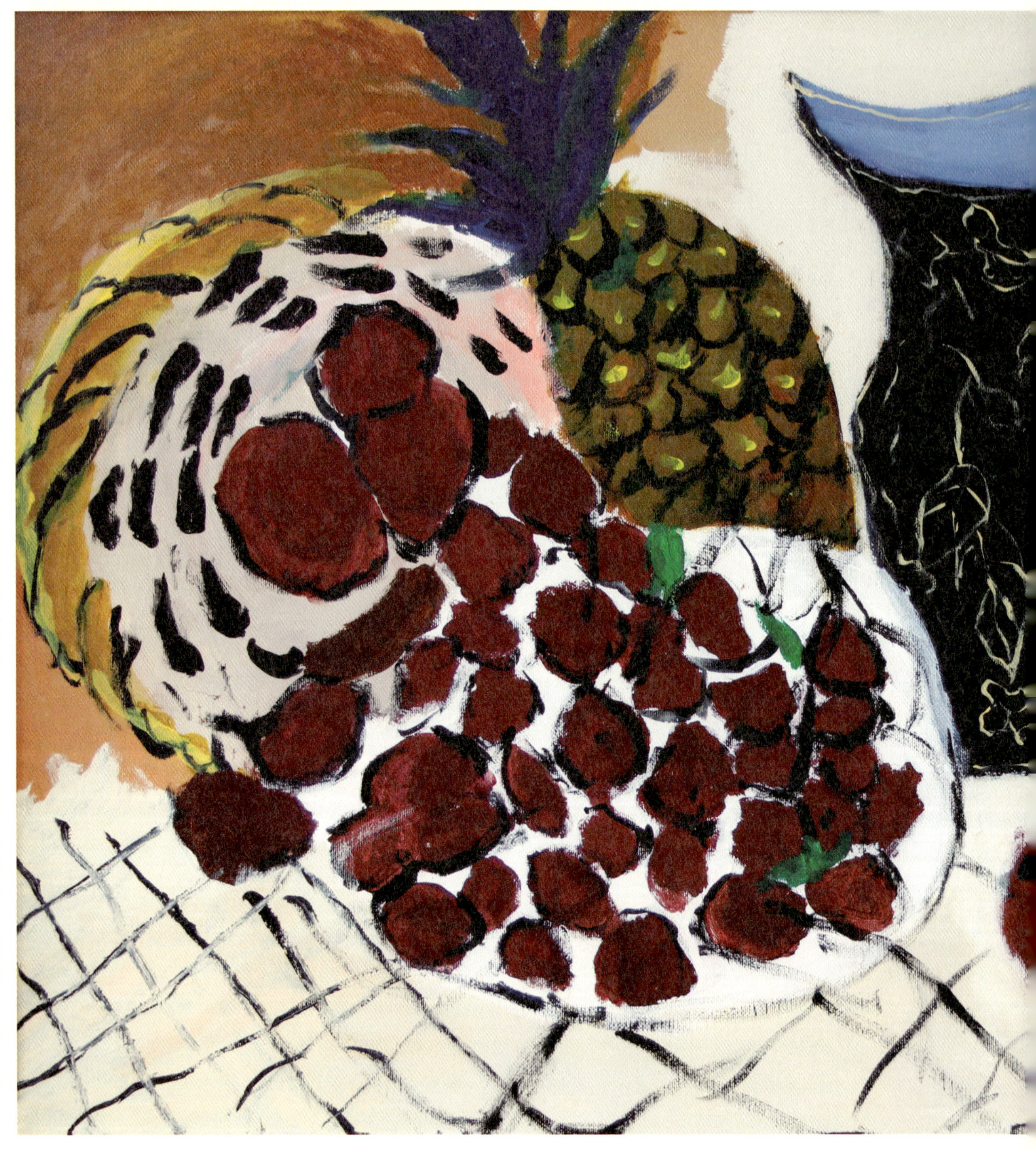

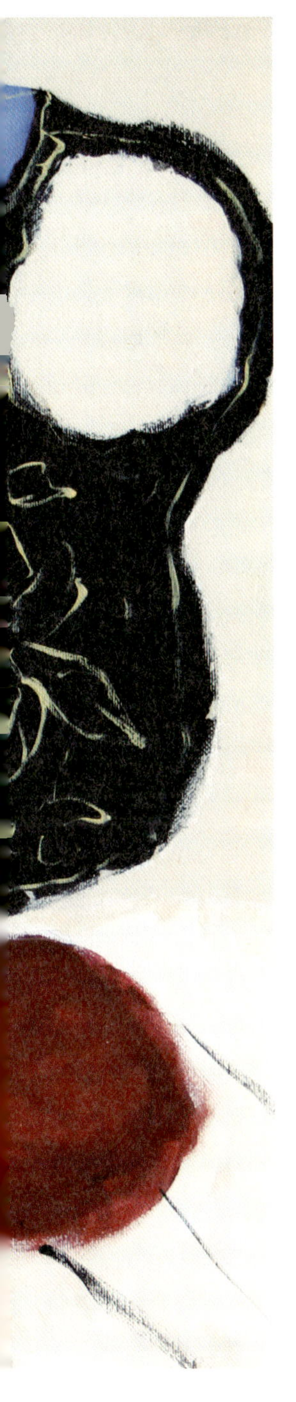

桌上静物

陈科羽
Chen Keyu

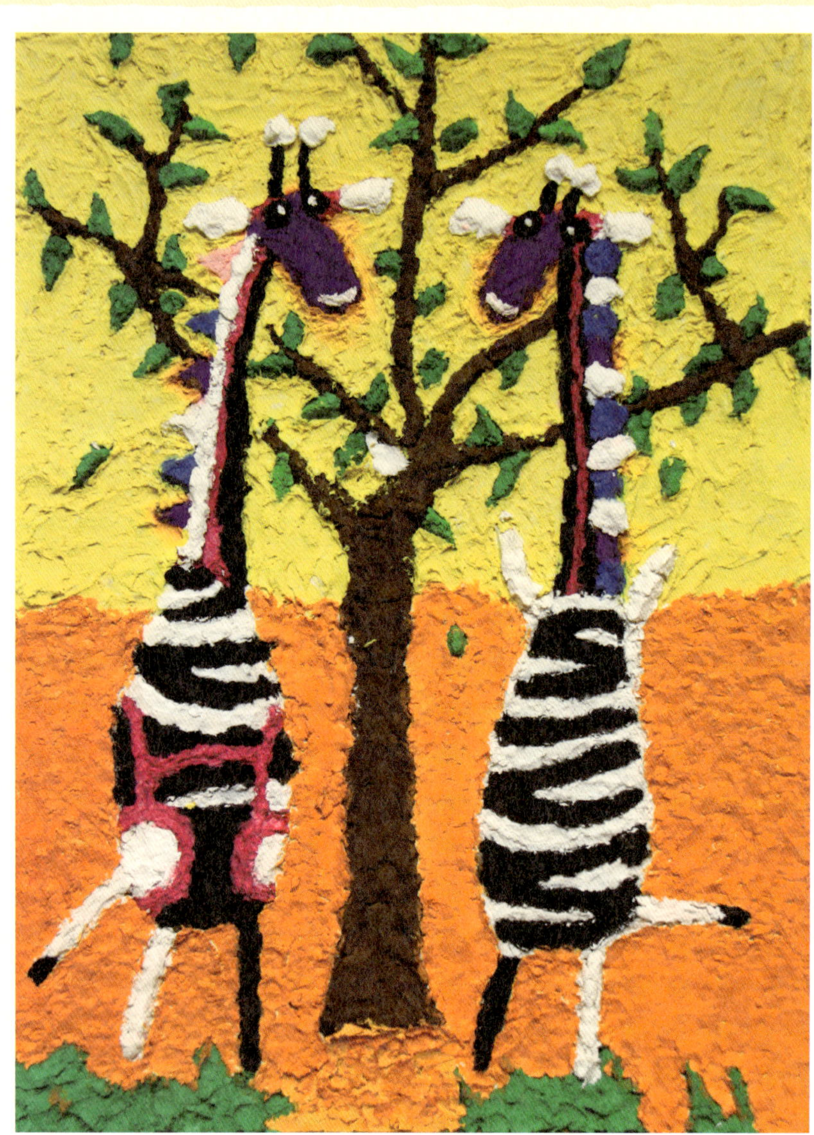

友爱

陈科羽
Chen Keyu

陈科羽
Chen Keyu

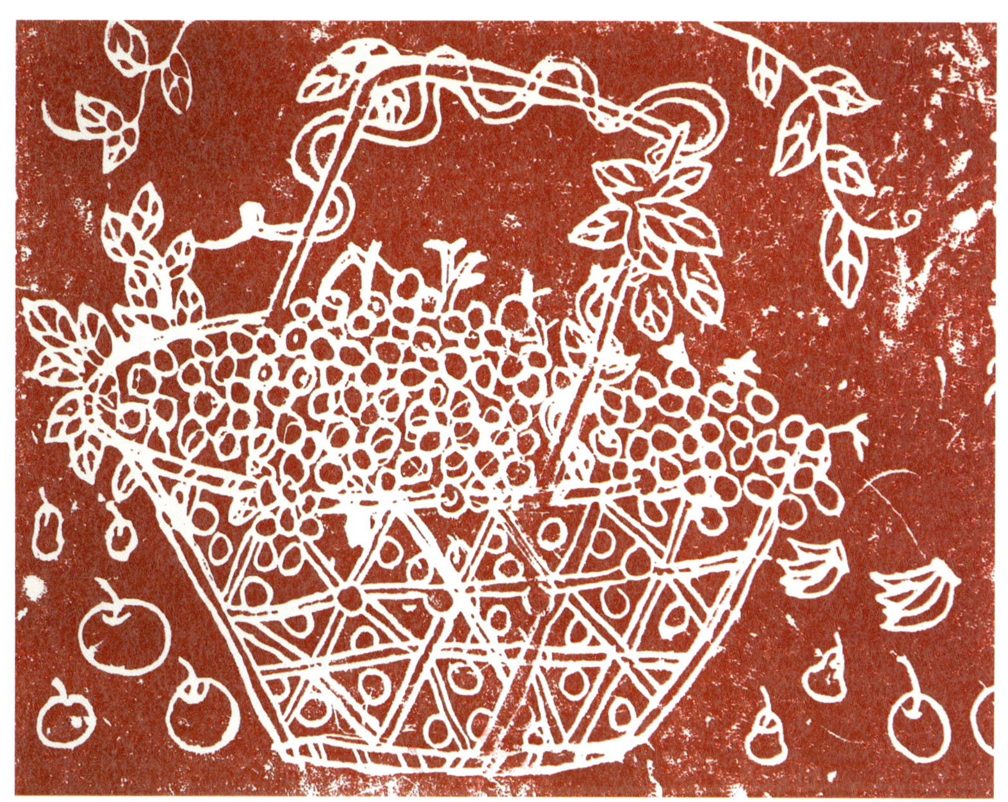

果实累累

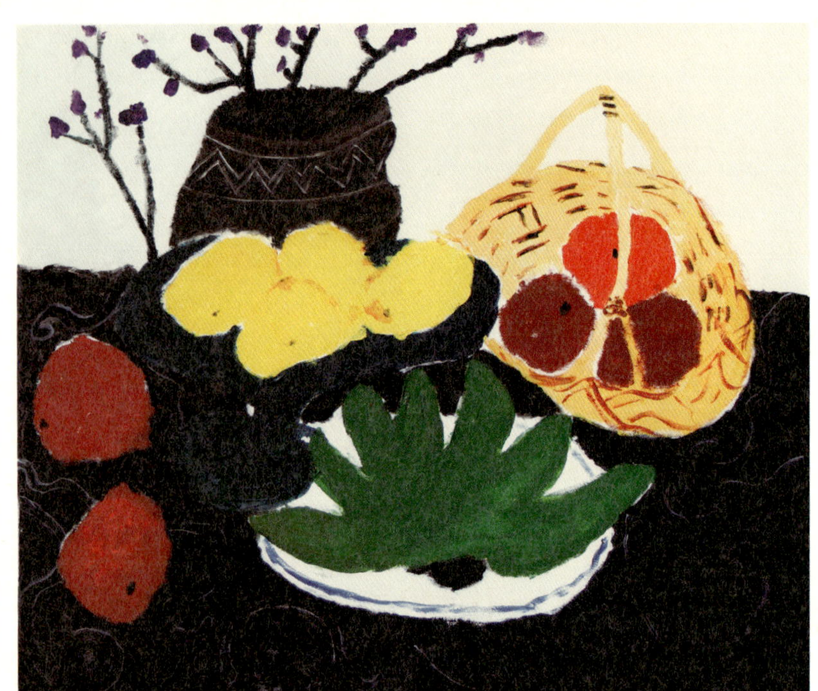

静物

陈科羽
Chen Keyu

陈科羽
Chen Keyu

月夜西湖

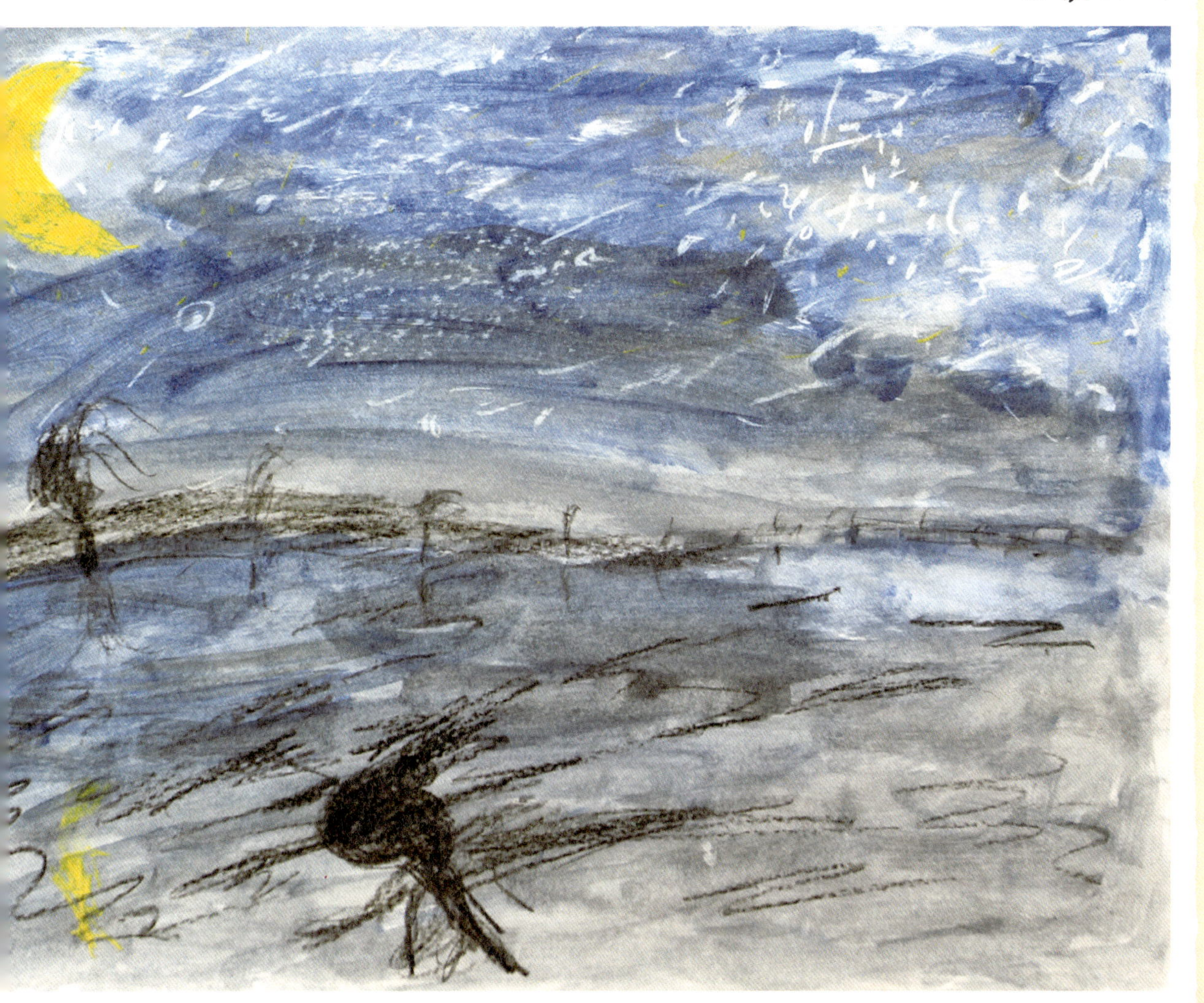

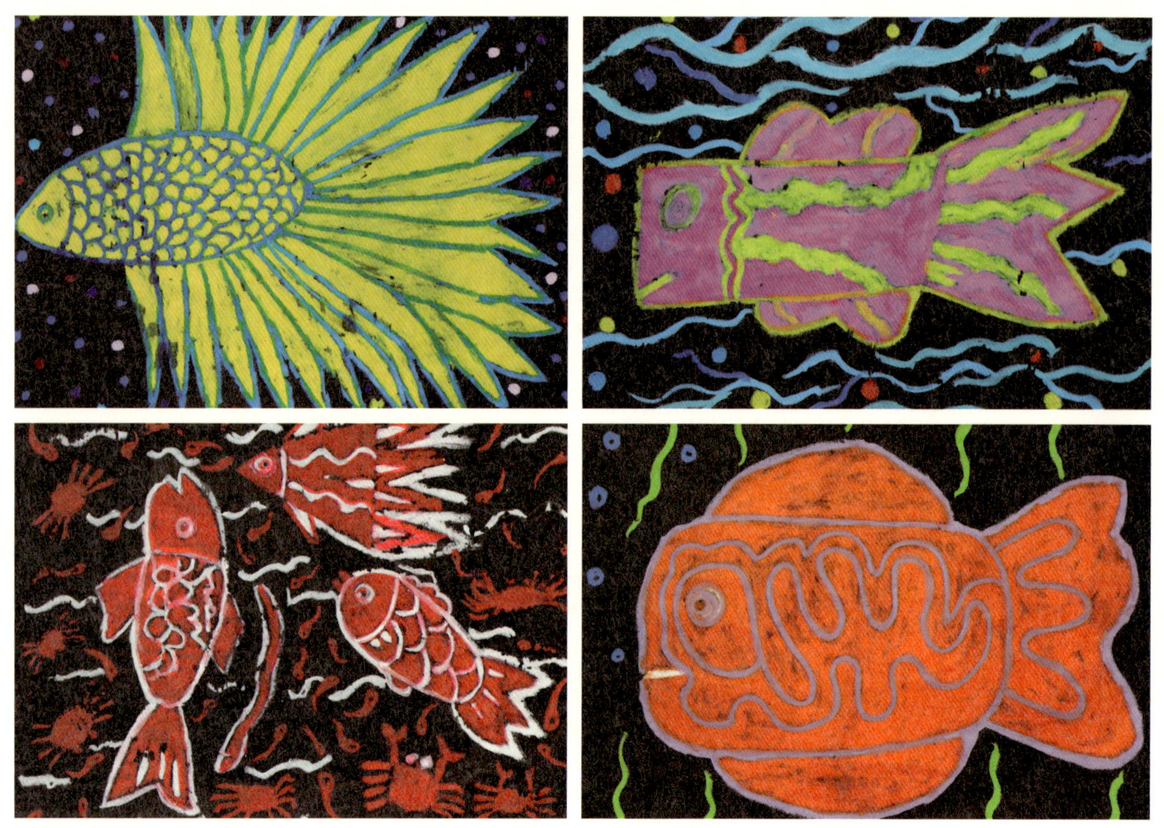

孔雀鱼
鲤鱼乐

王子鱼
鱼胖胖

陈科羽
Chen Key

江南风情

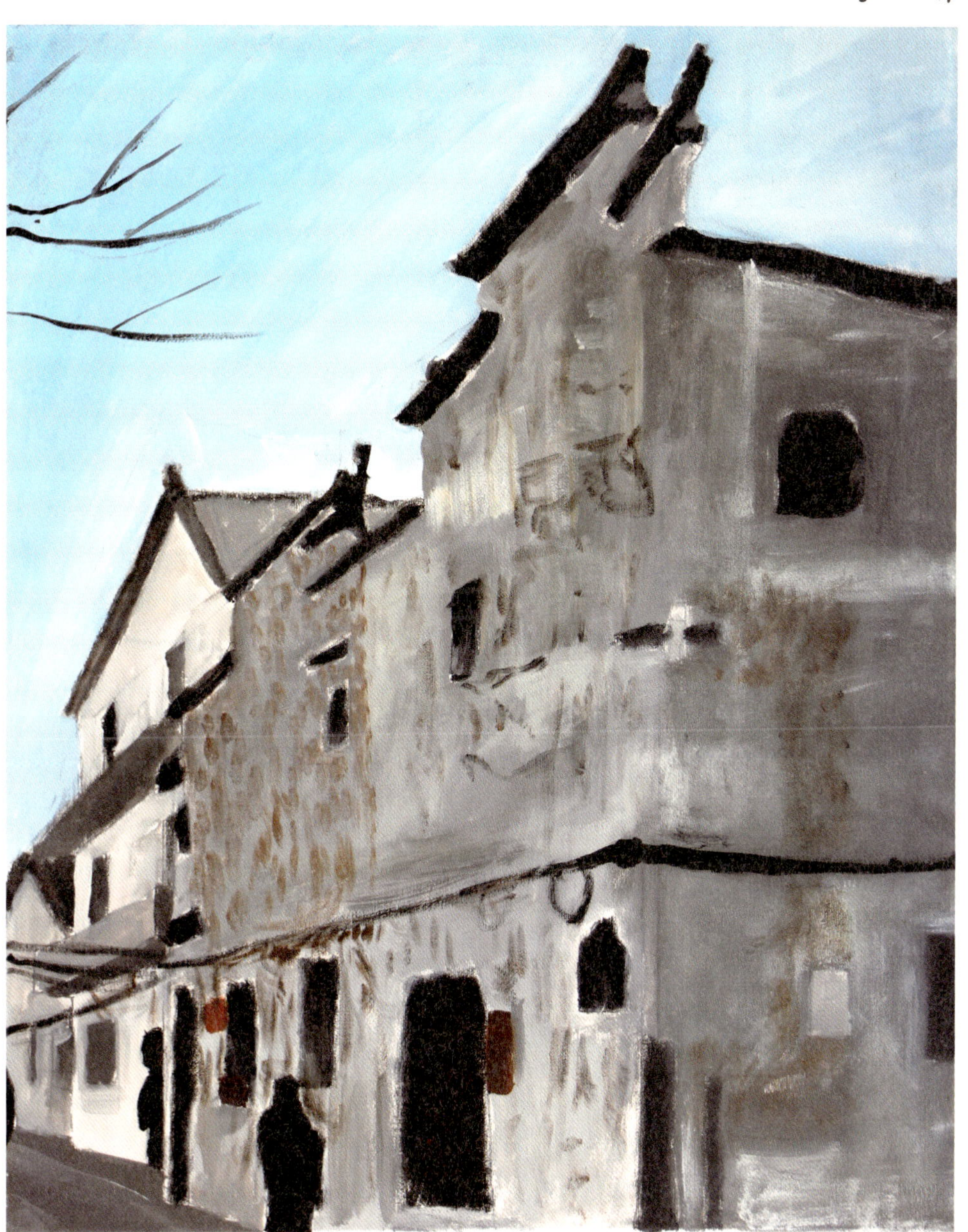

张宜凌
Zhang Yiling

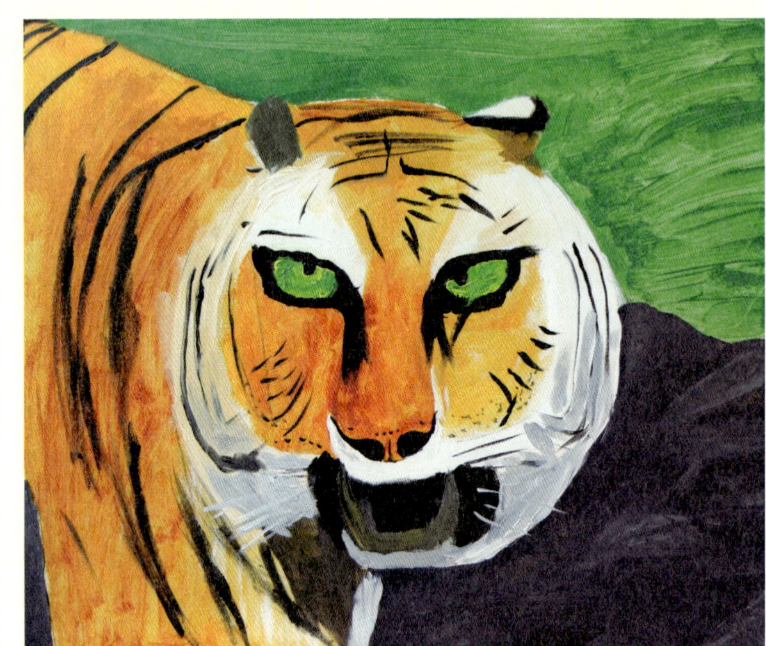

威风下山虎

张宜凌
Zhang YiLing

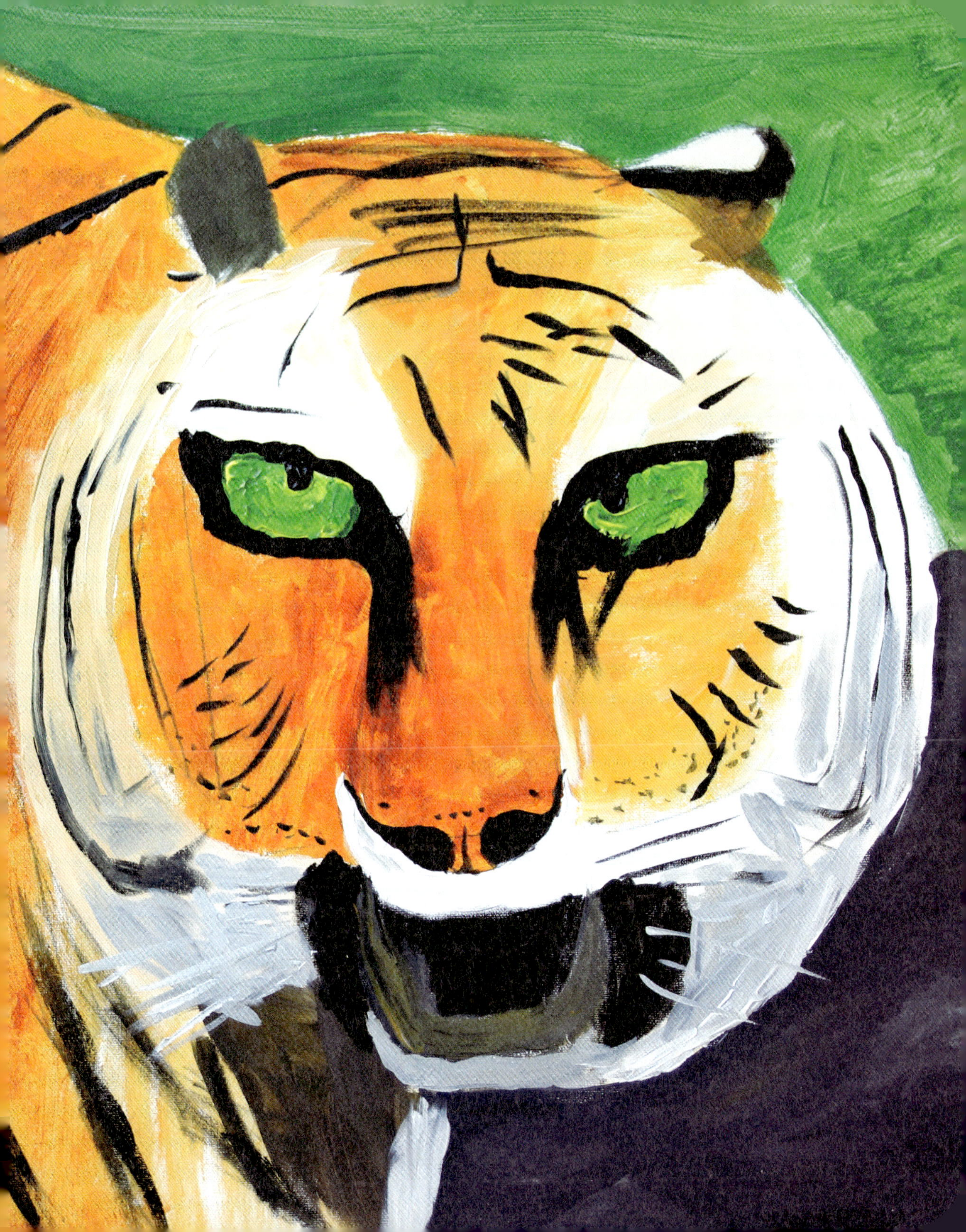

海边

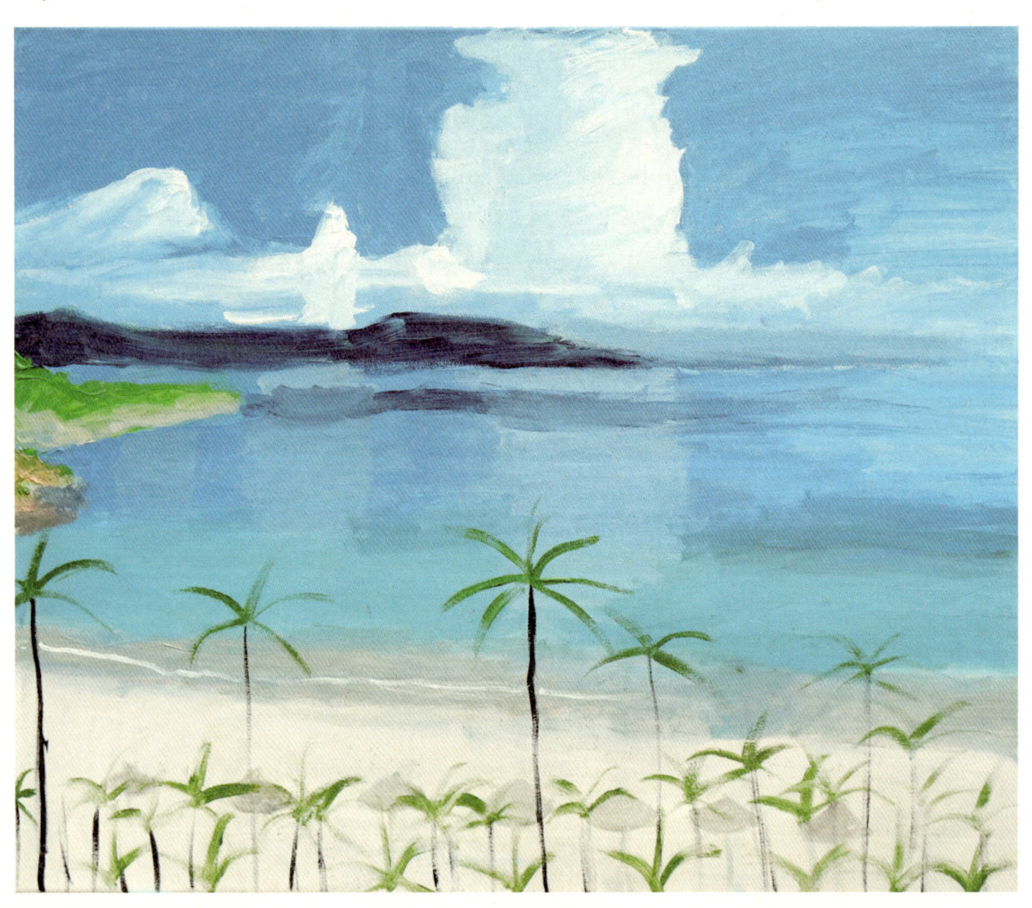

张宜凌
Zhang Yiling

张宜凌
Zhang Yiling

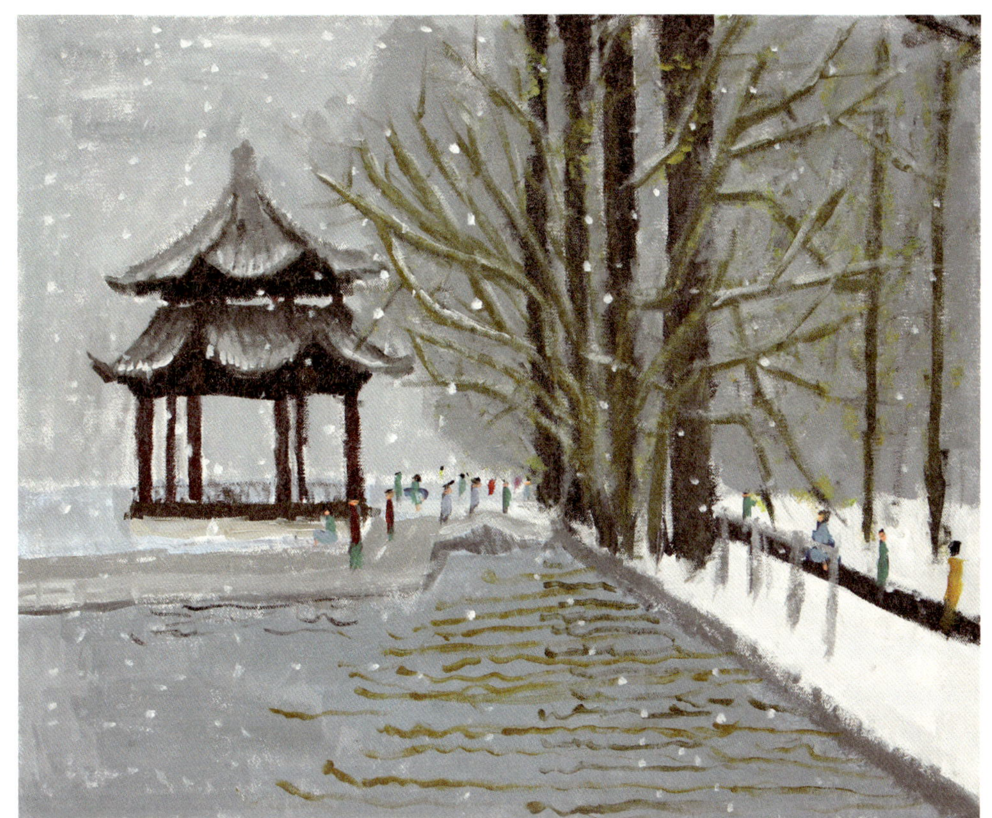

长桥雪景

海边风景

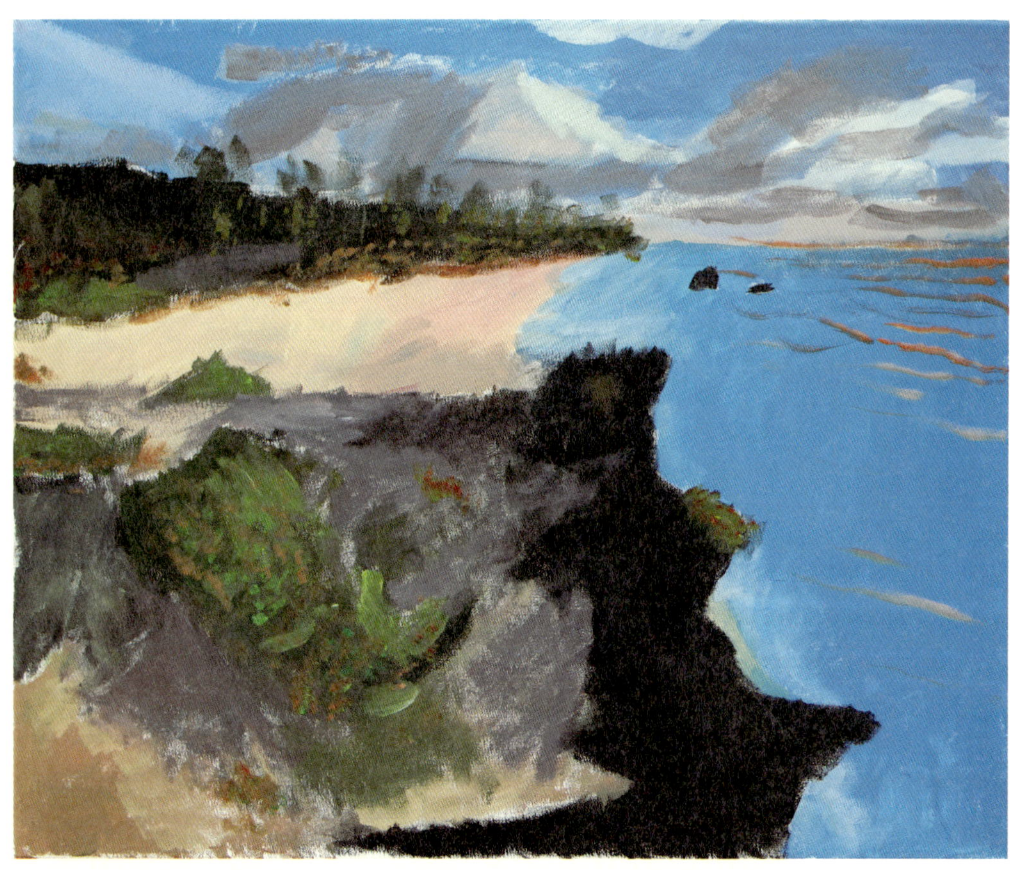

张宜凌
Zhang Yiling

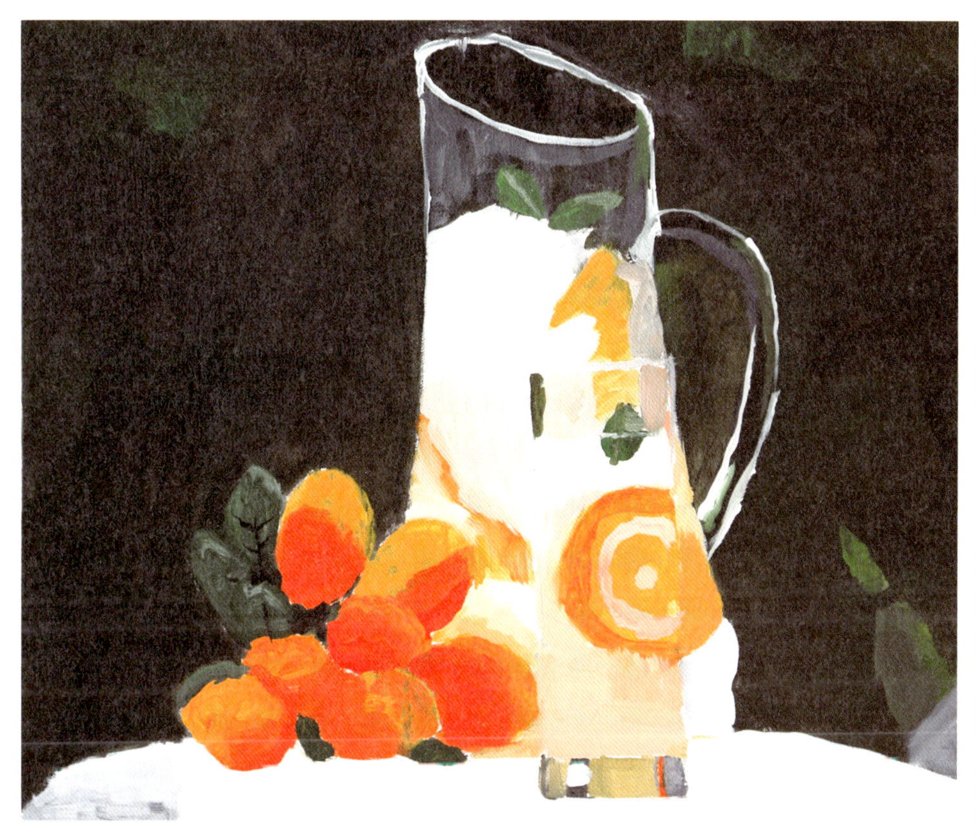

张宜凌
Zhang YiLing

橘子和水瓶

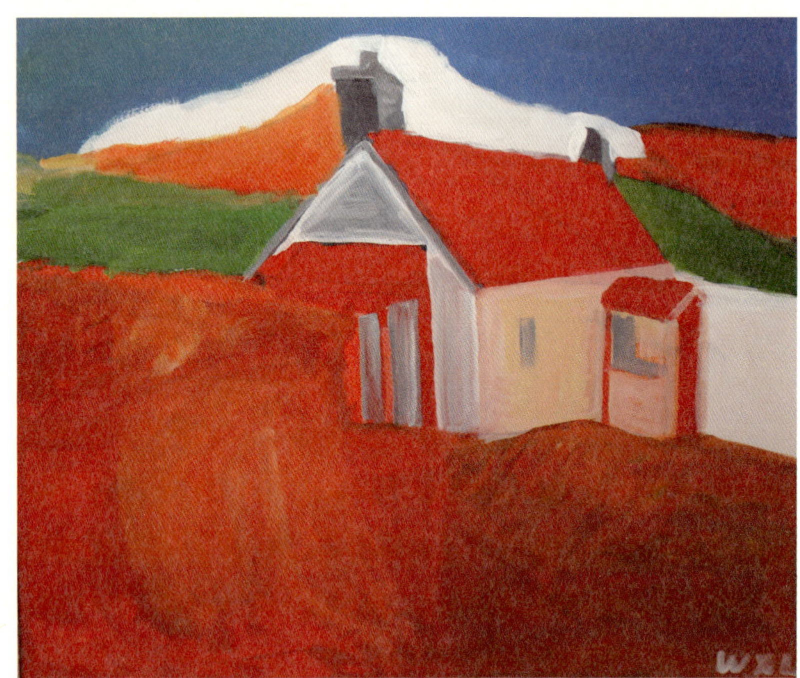

王心宁
Wang Xinning

红房子

王心宁
Wang Xinning

公园一角

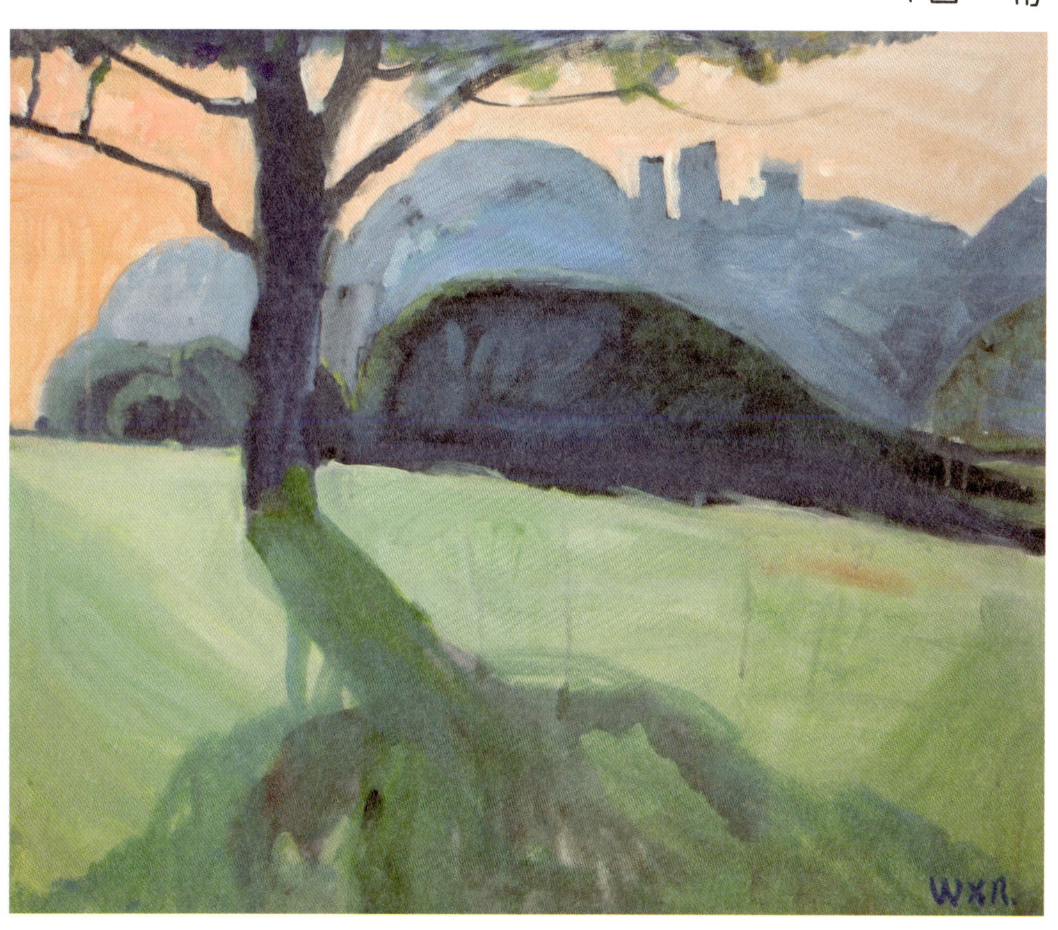

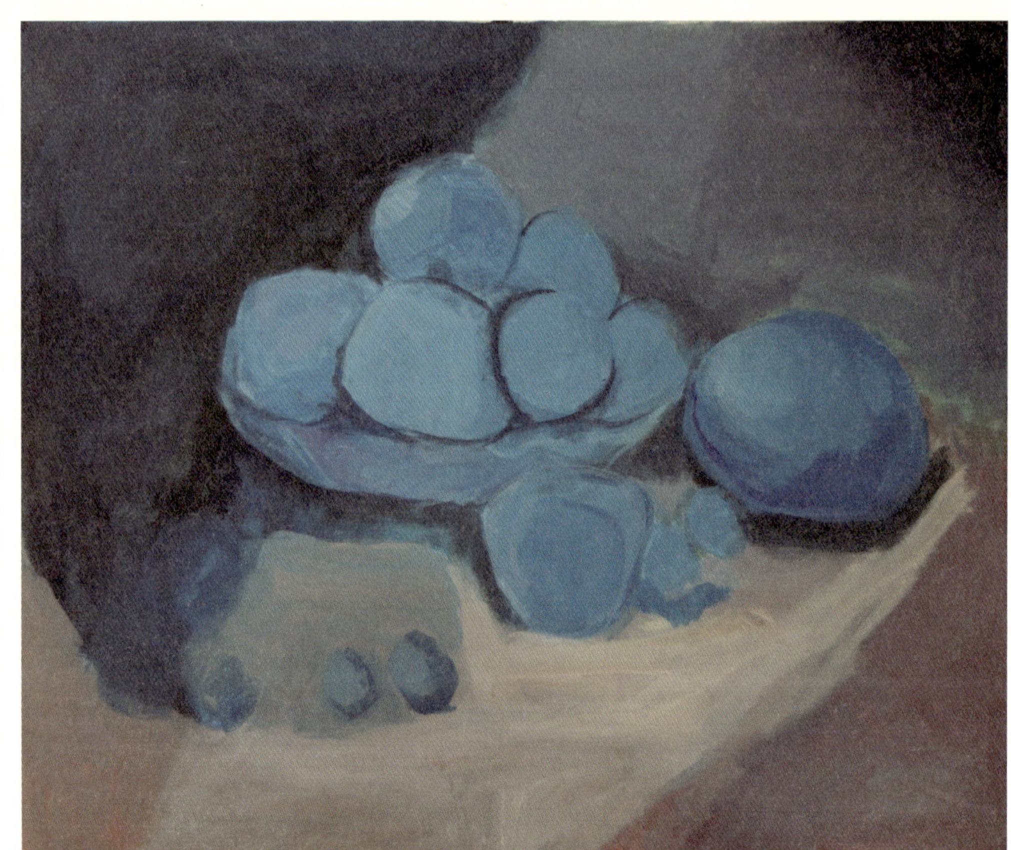

单色静物

王心宁
Wang Xinning

王心宁
Wang Xinning

农家乐

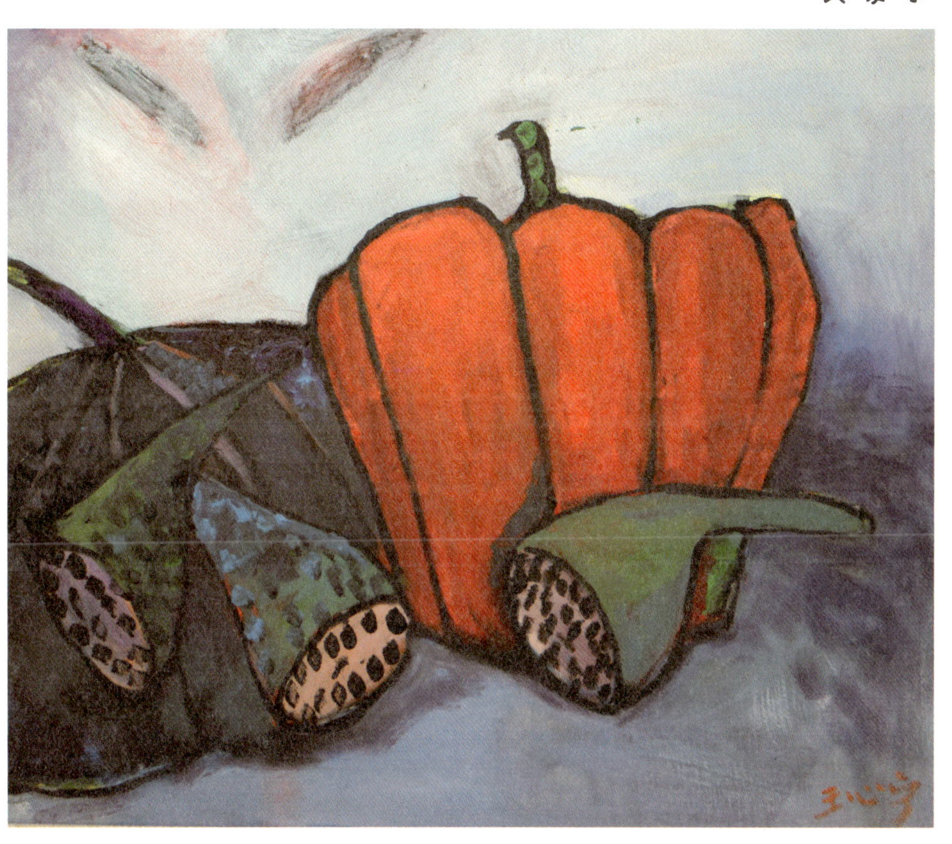

繁花灿烂

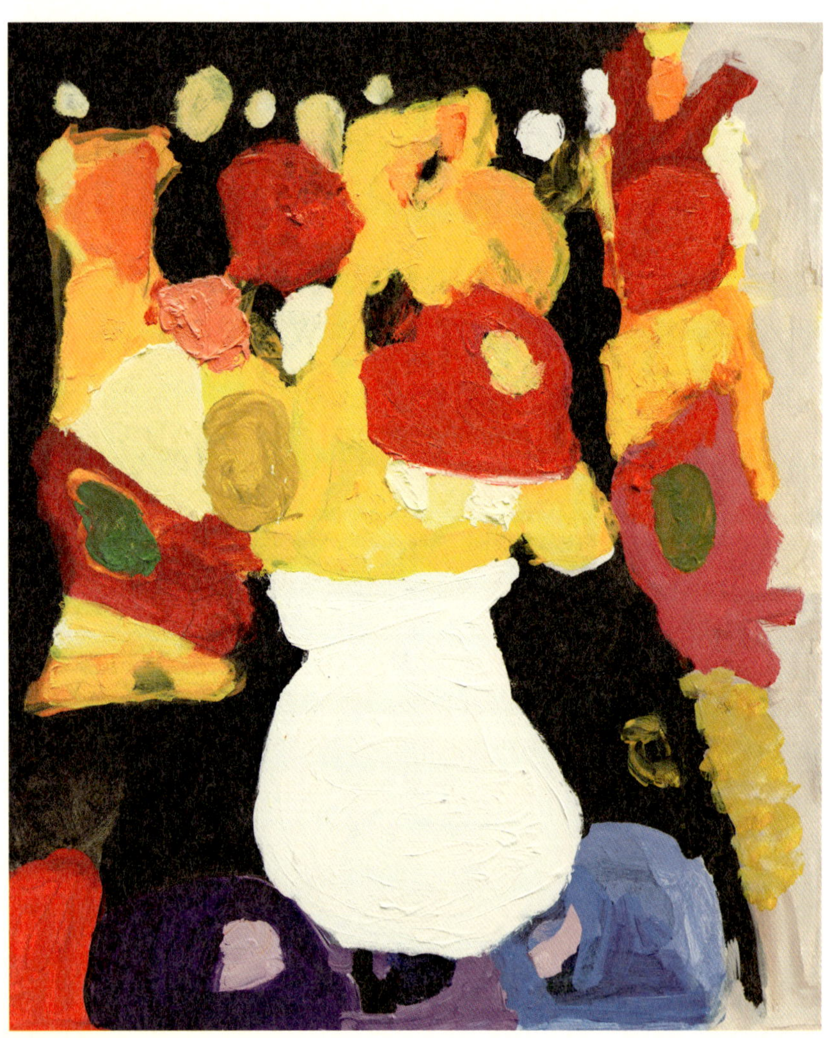

王心宁
Wang Xinning

江边风景

来家铭
Lai Jiaming

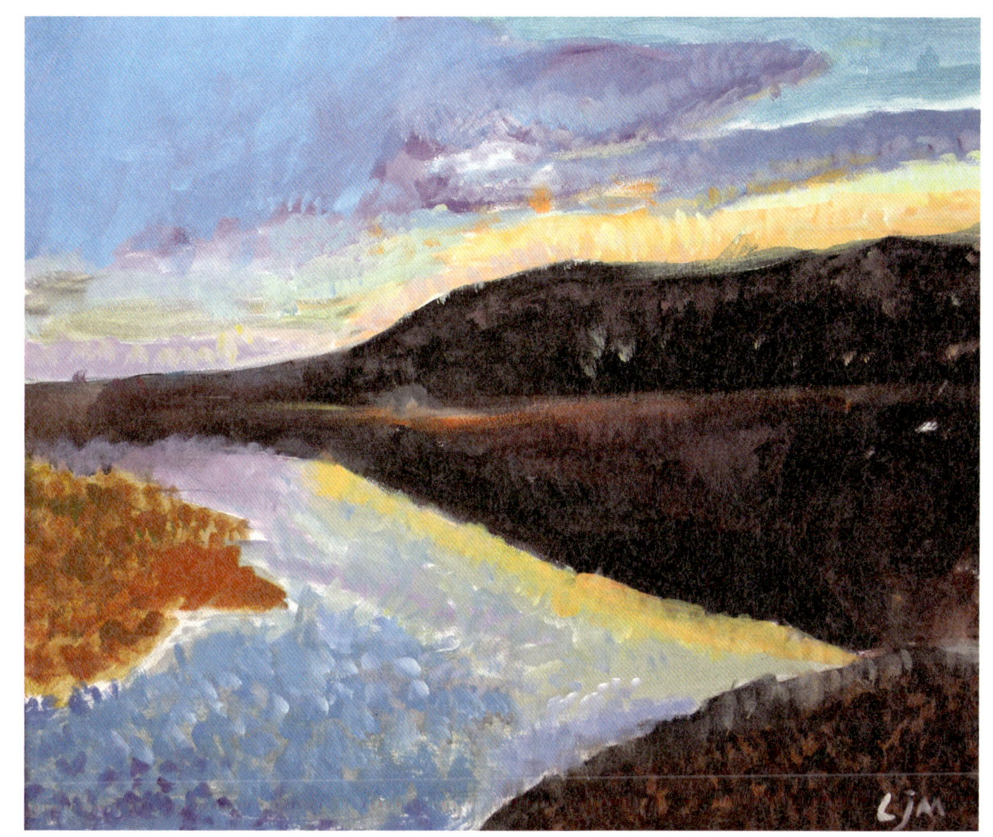

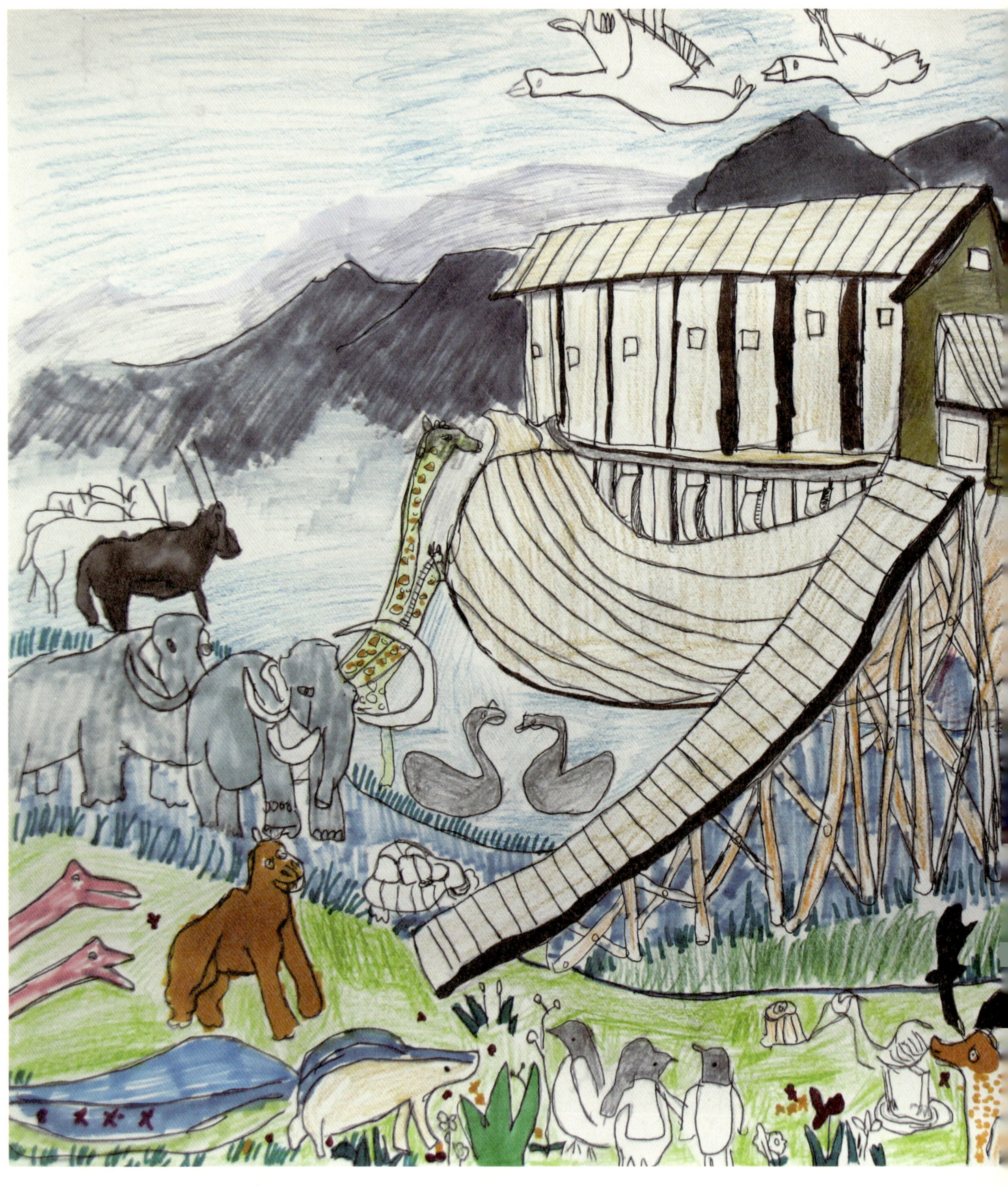

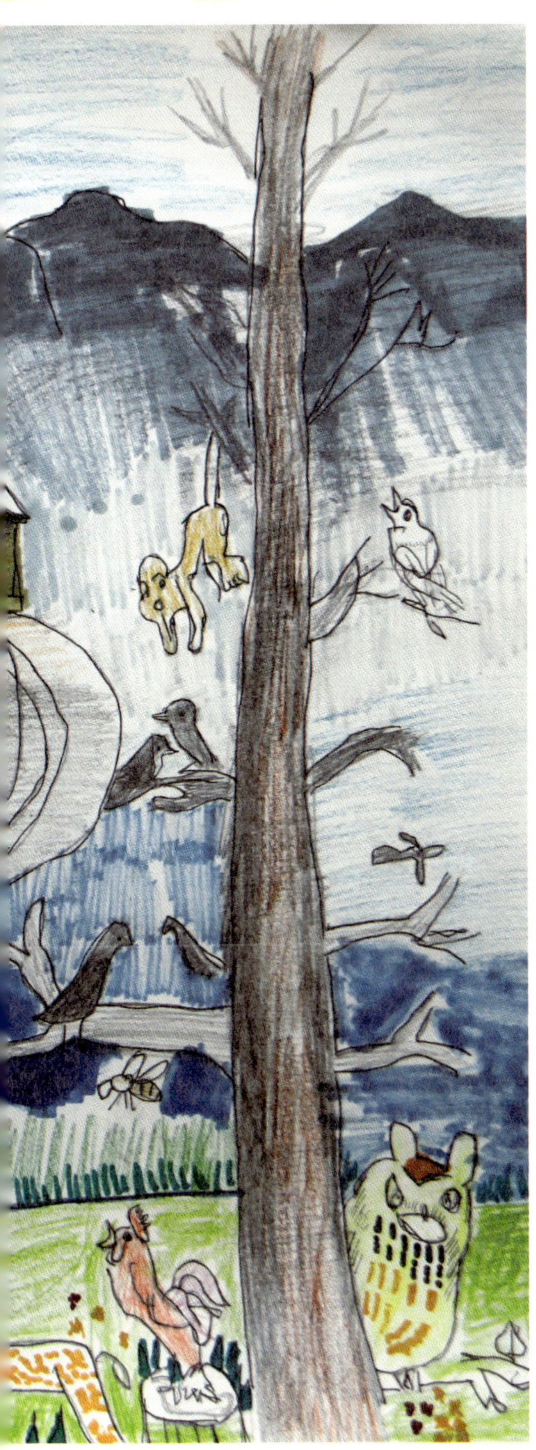

幻想动物园

来家铭
Lai Jiaming

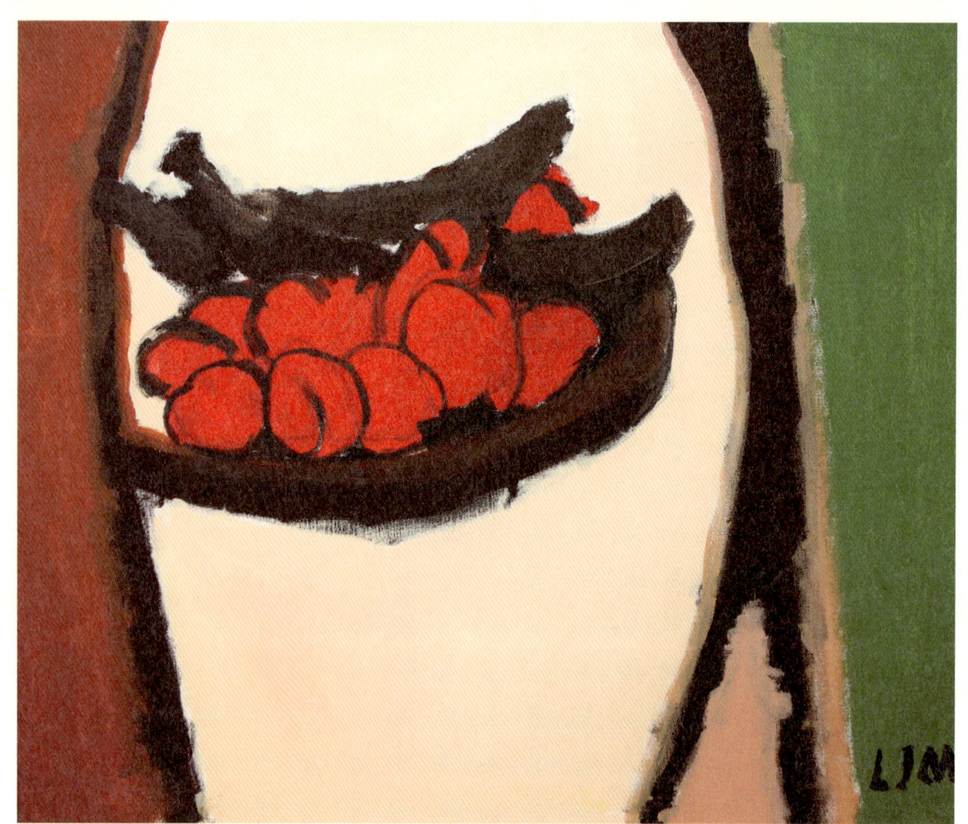

有水果的静物

来家铭
Lai Jiaming

窗台边的向日葵

缪子怡
Miao Ziyi

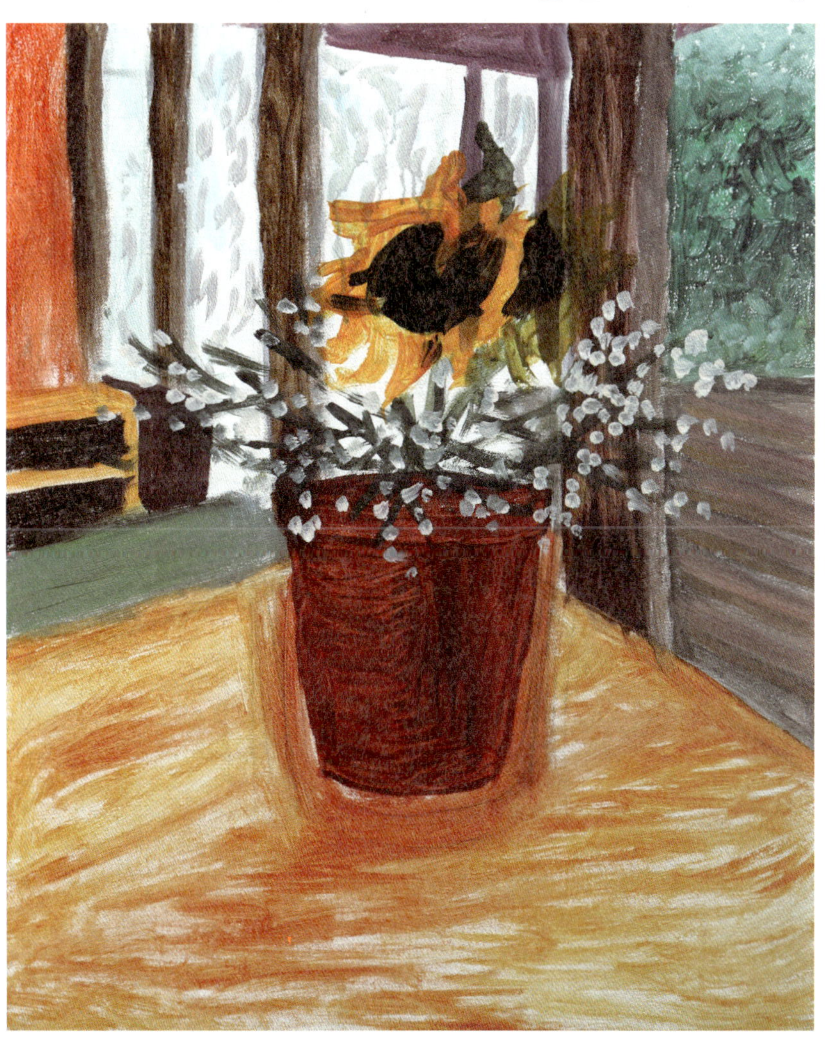

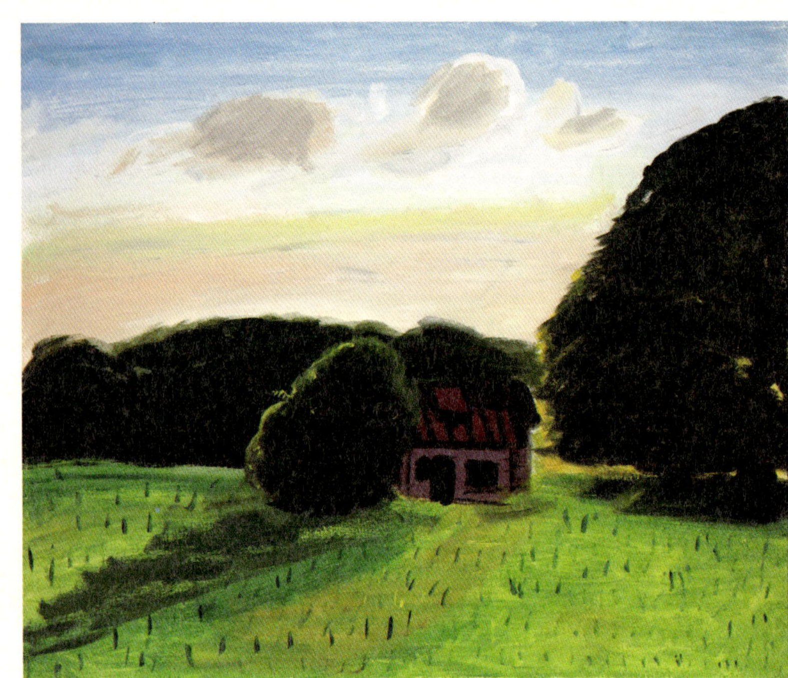

静静的风景

缪子怡
Miao Ziyi

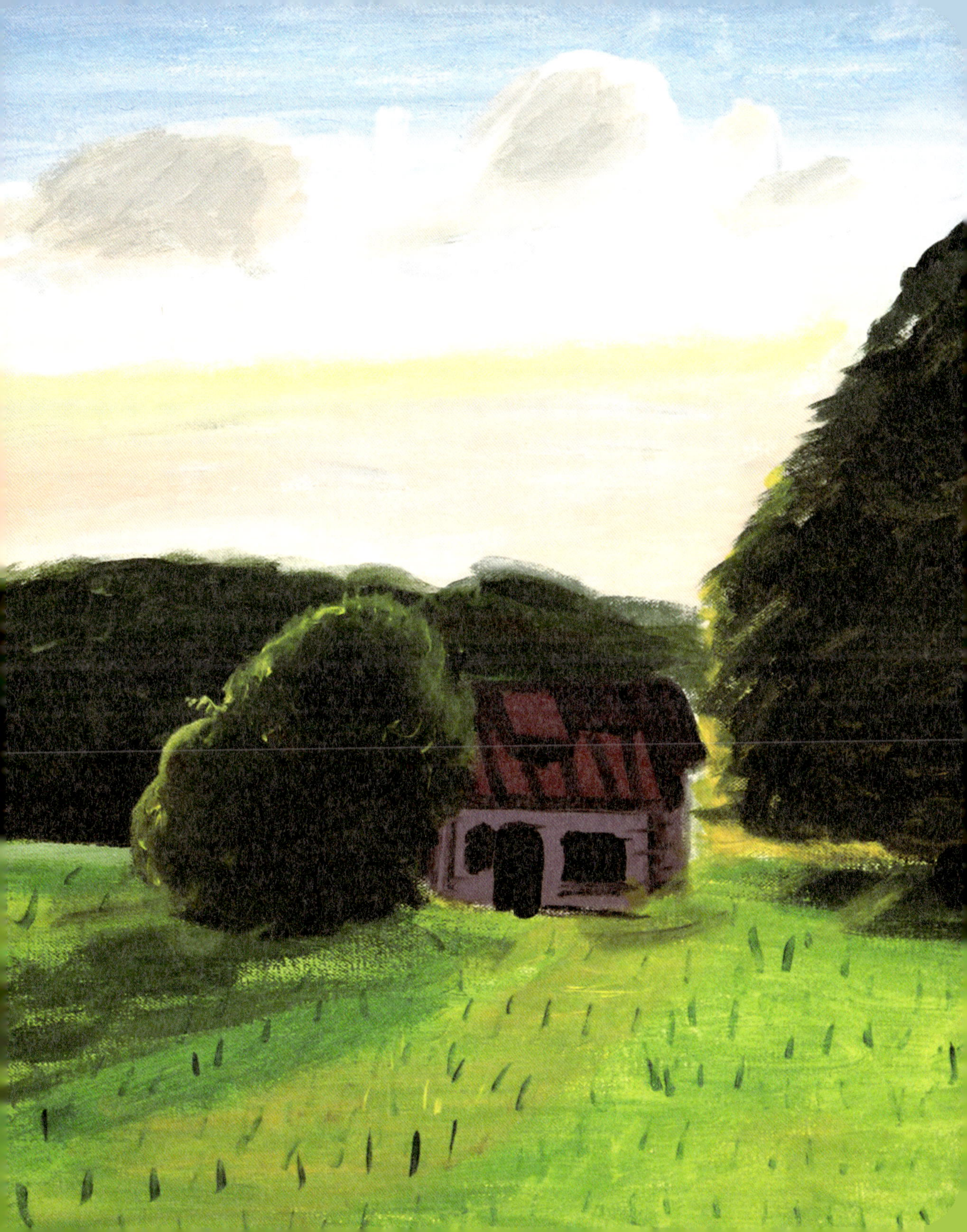

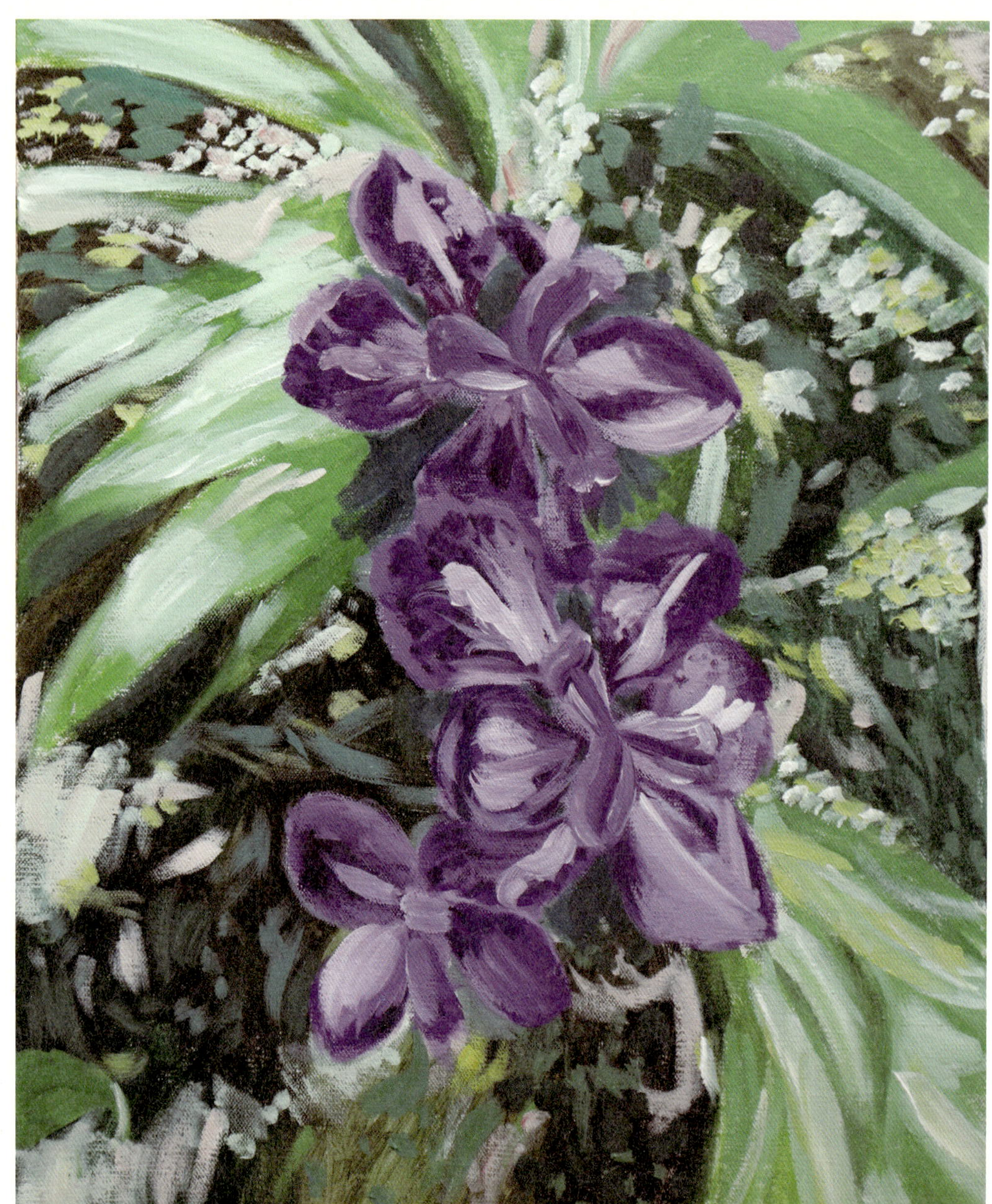

湘湖边的蝴蝶兰

缪子怡
Miao Ziyi

叶慧福
Ye Huifu

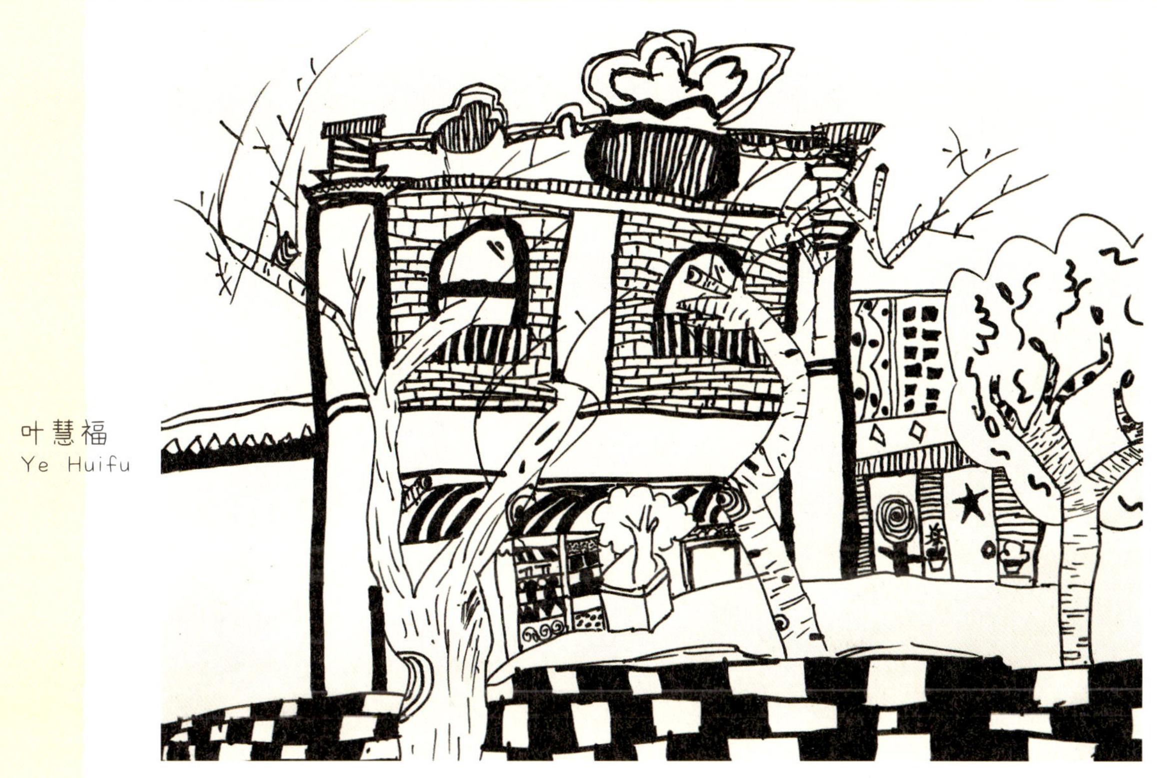

老房子系列之亨利达钟表店

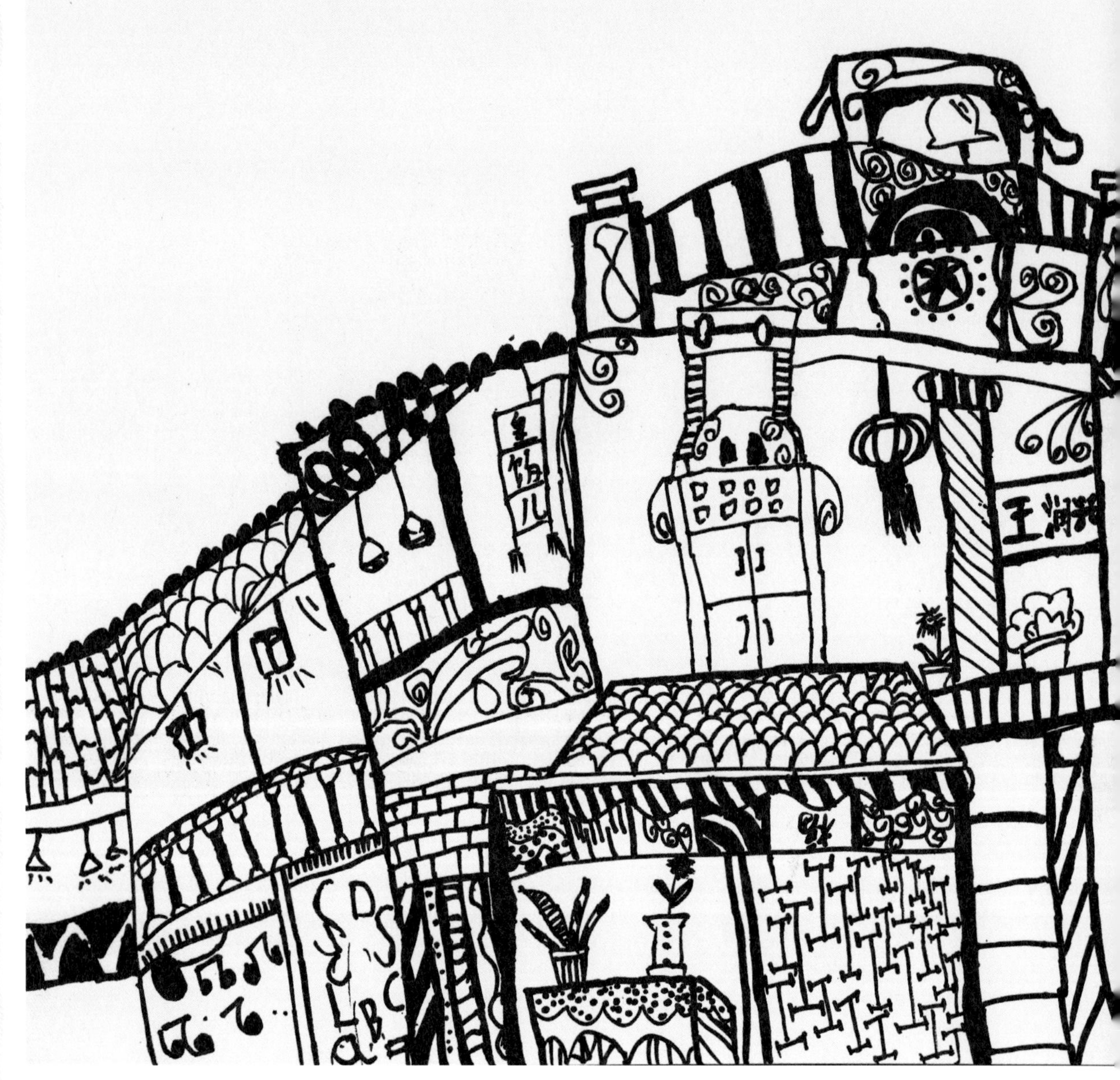

老房子系列之王润兴

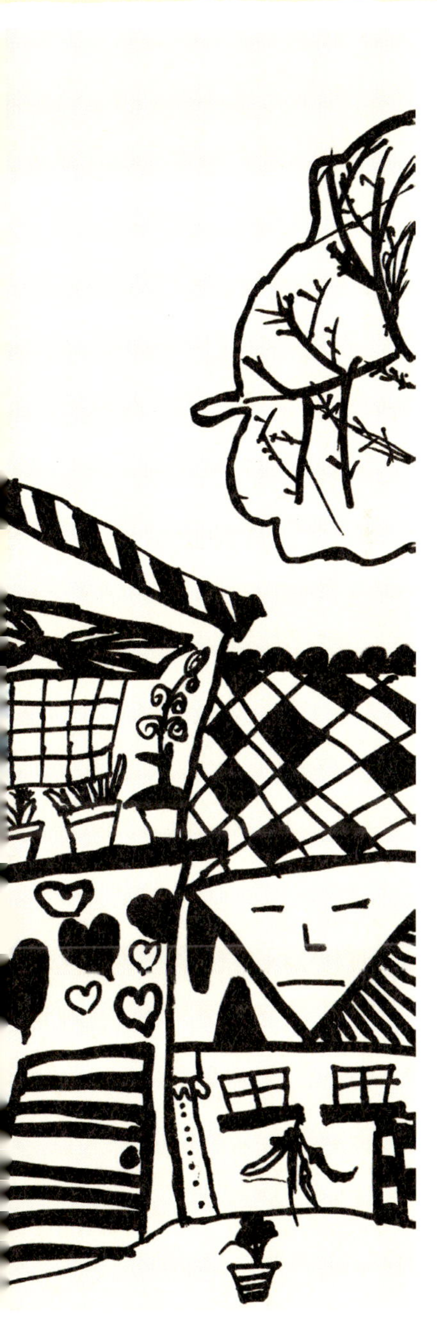

叶慧福
Ye Huifu

老房子系列之新新饭店

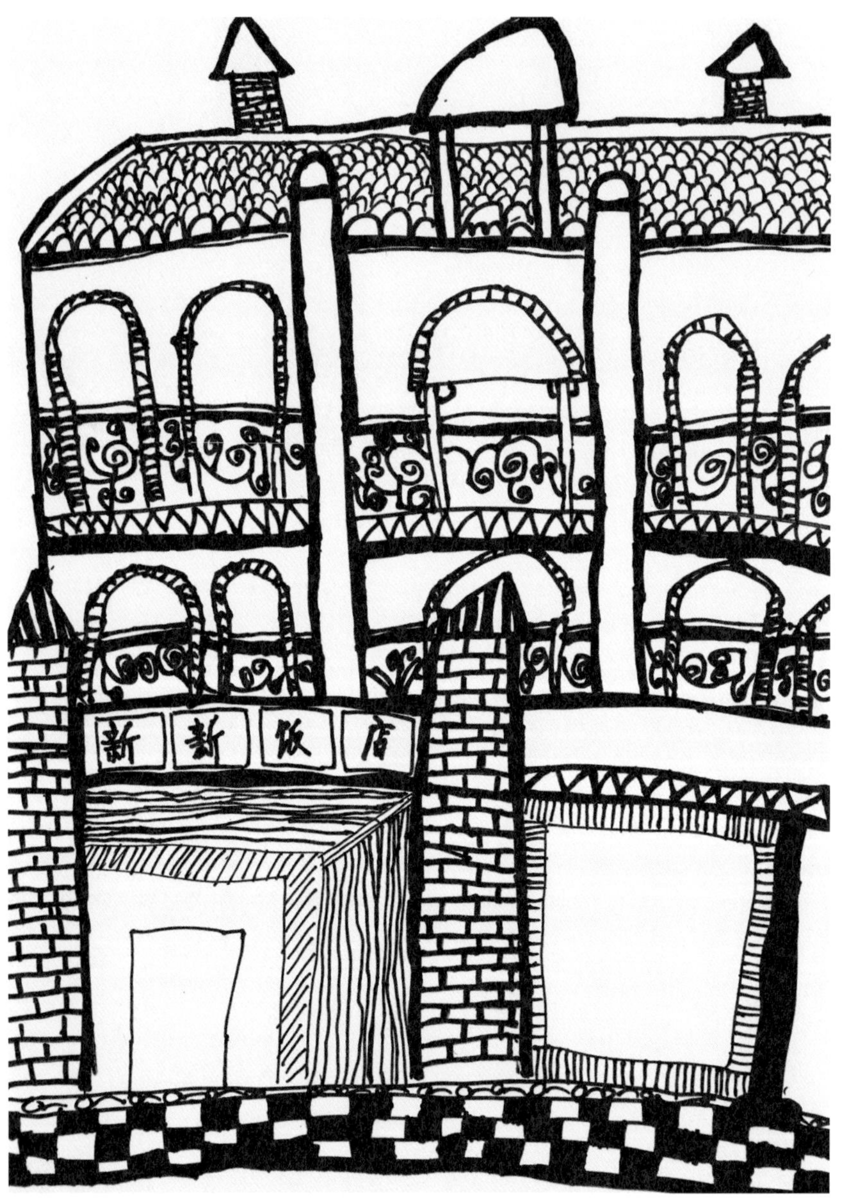

叶慧福
Ye Huifu

叶慧福
Ye Huifu

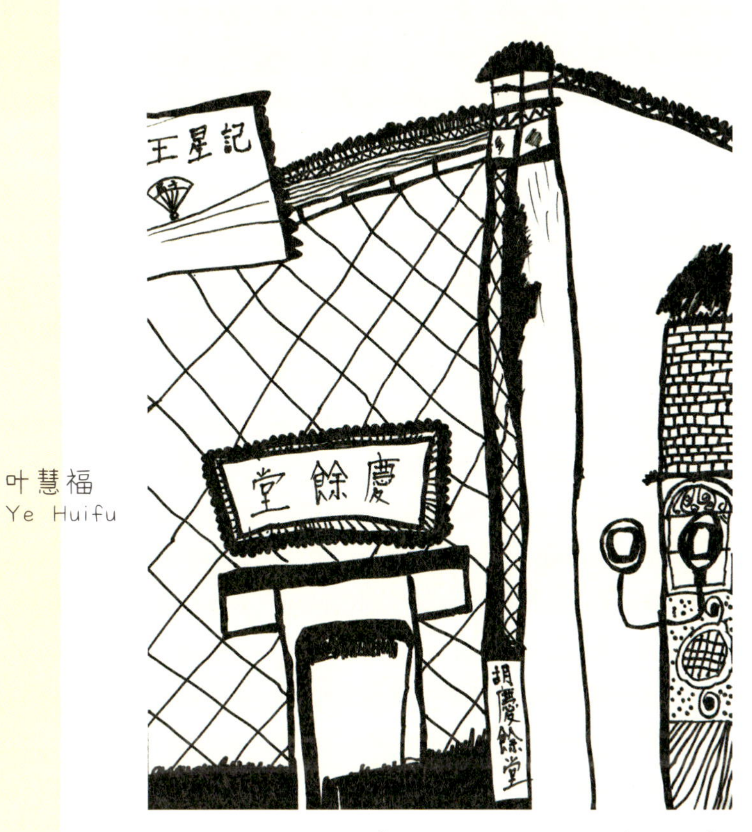

老房子系列之胡庆余堂

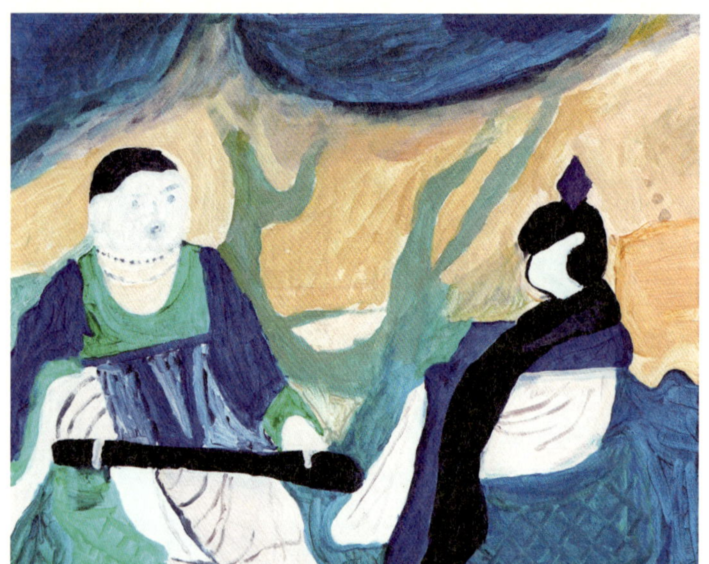

听音

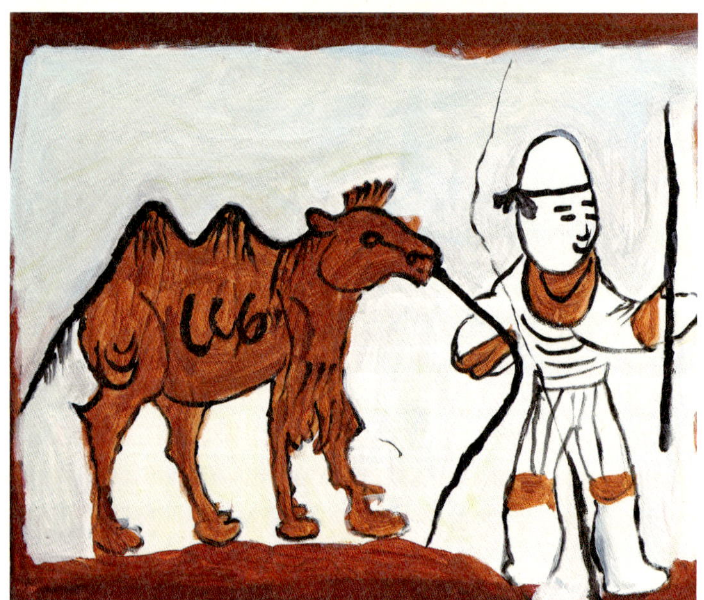

出使图

郑子航
Zheng Zihang

郑子航
Zheng Zihang

餐桌

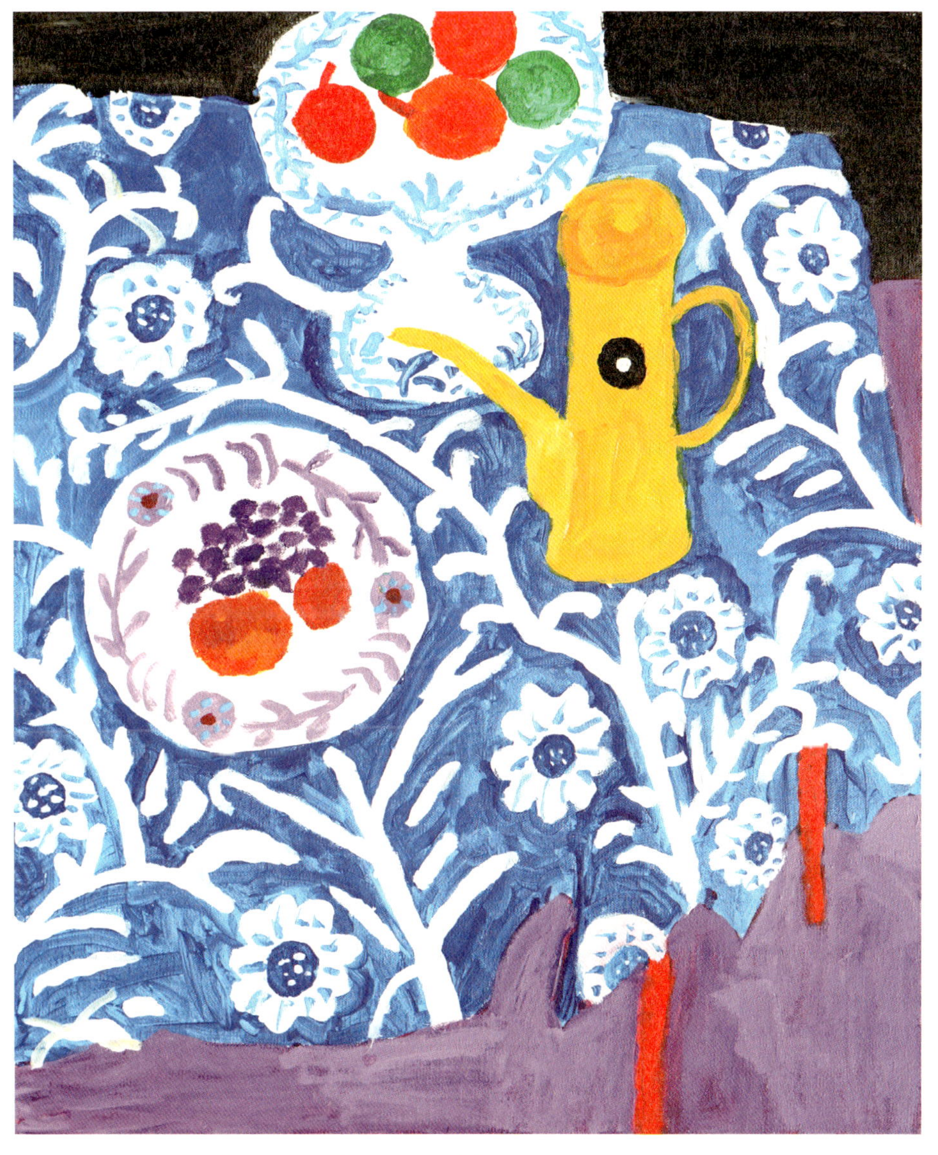

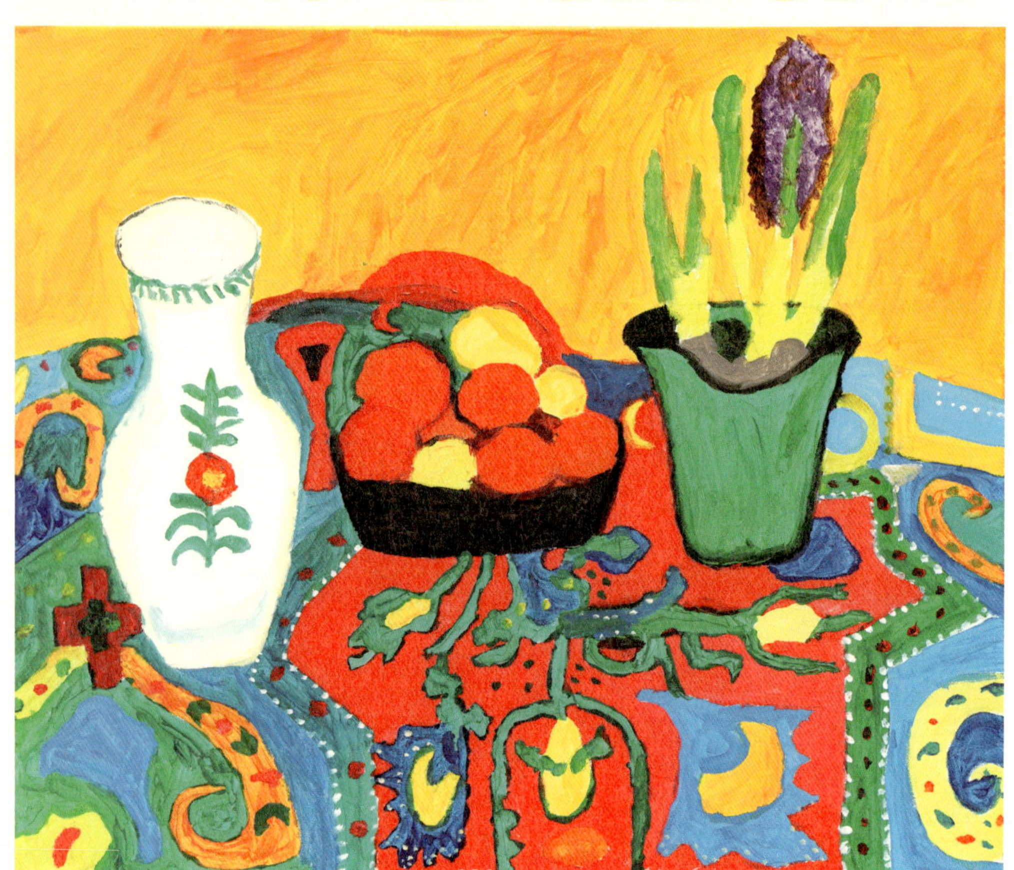

绚丽的桌面

郑子航
Zheng Zihang

郑子航
Zheng Zihang

美丽的鱼

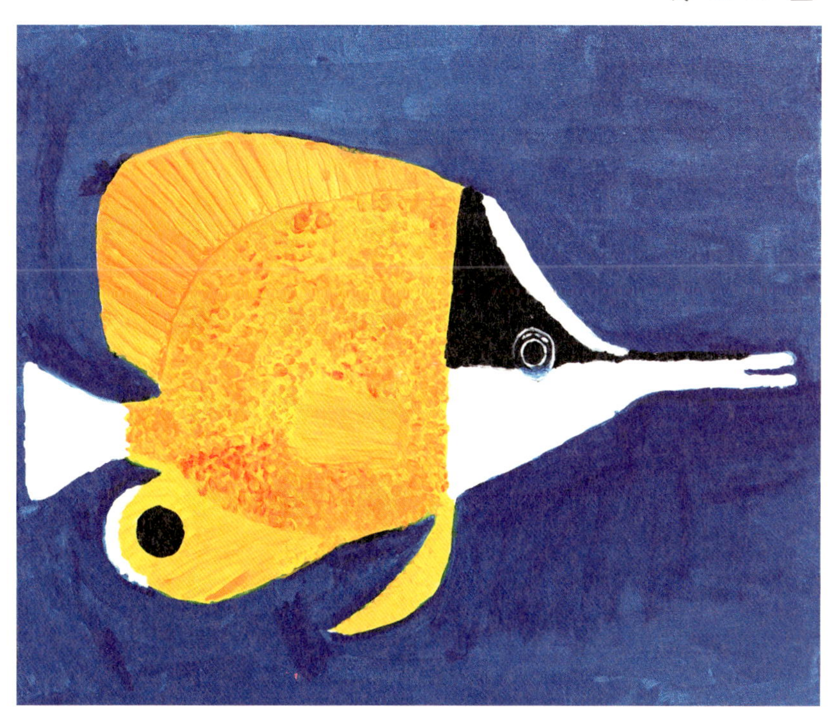

可爱的猫

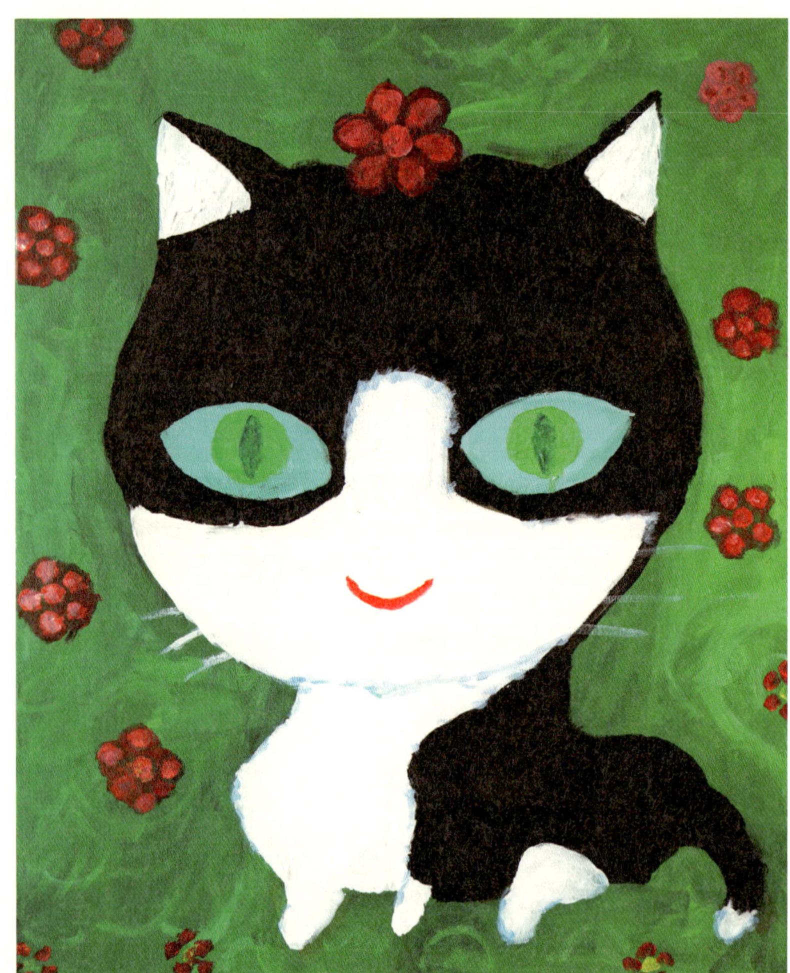

郑子航
Zheng Zihang

陈致鉴
Chen Zhijian

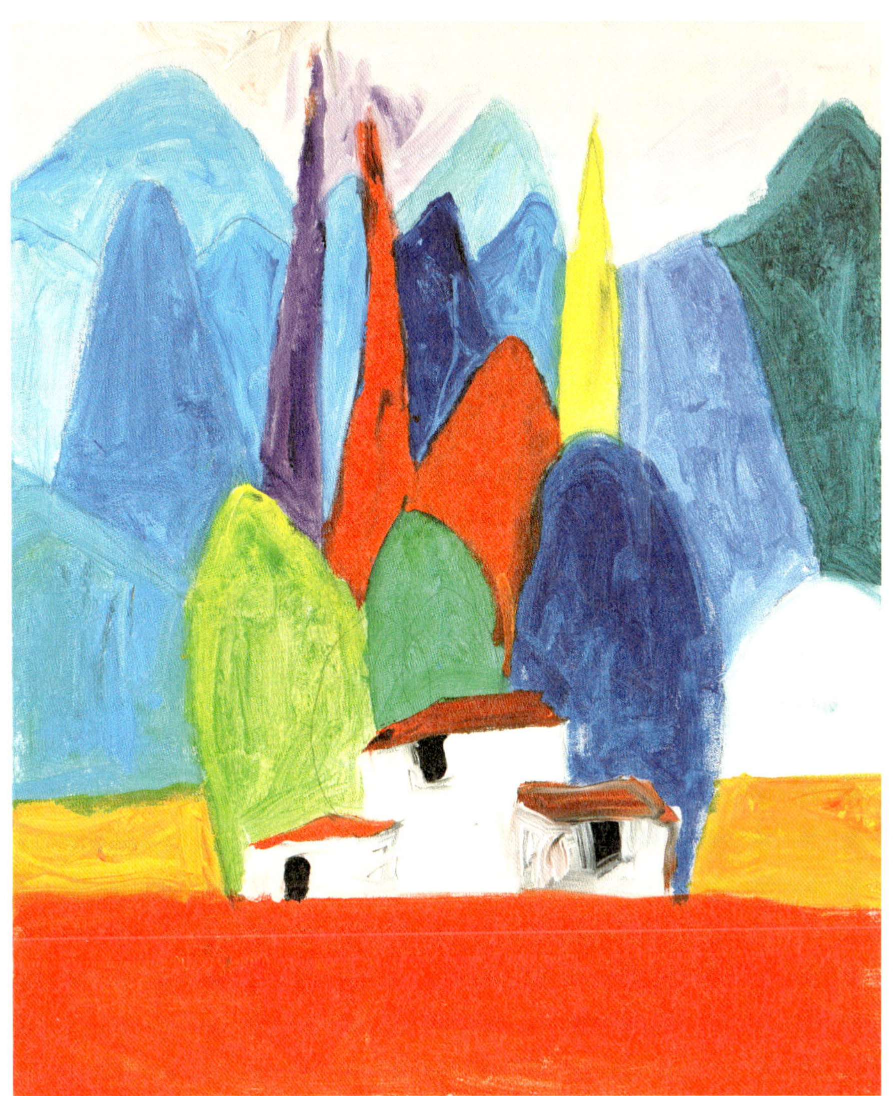

理想家园

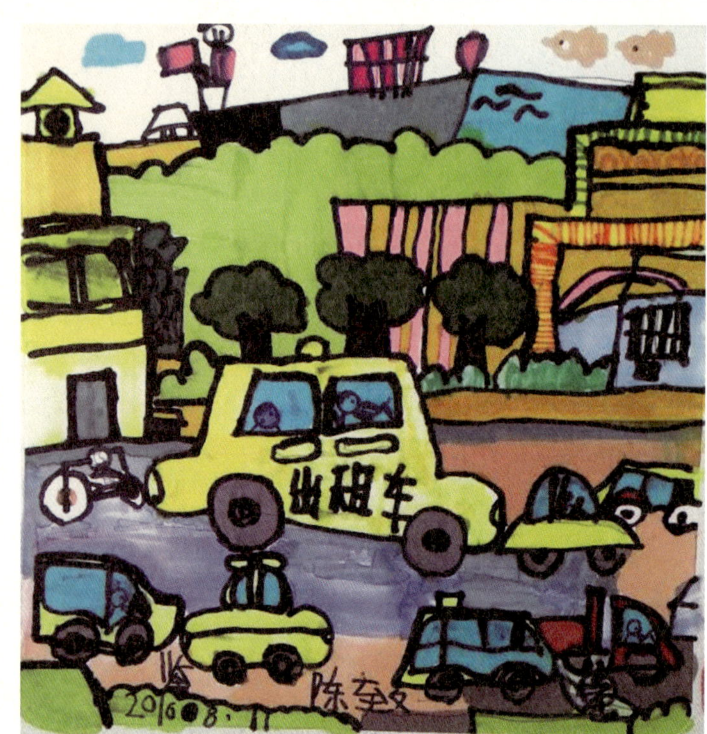

魅力城市

陈致鉴
Chen Zhijian

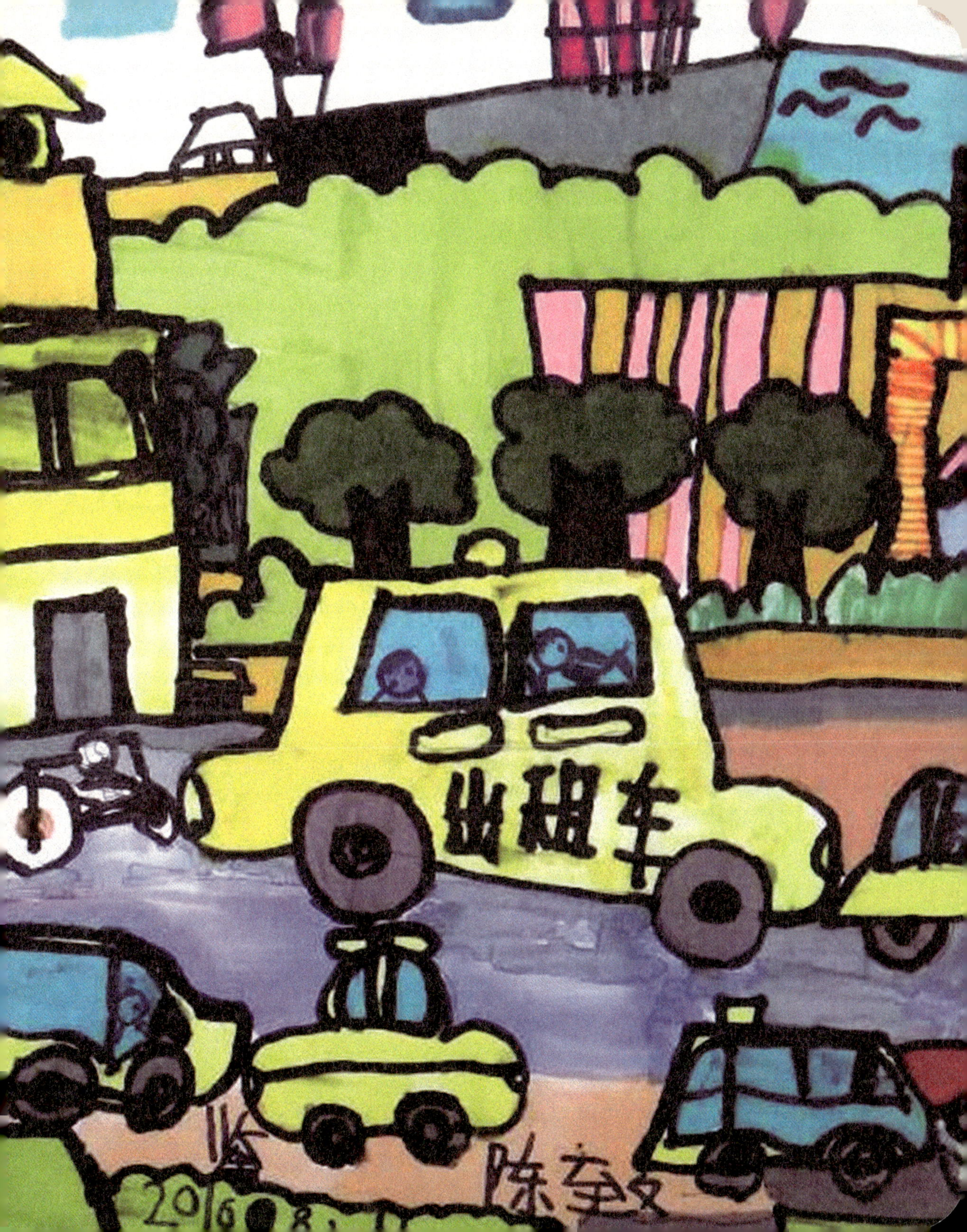
出租车

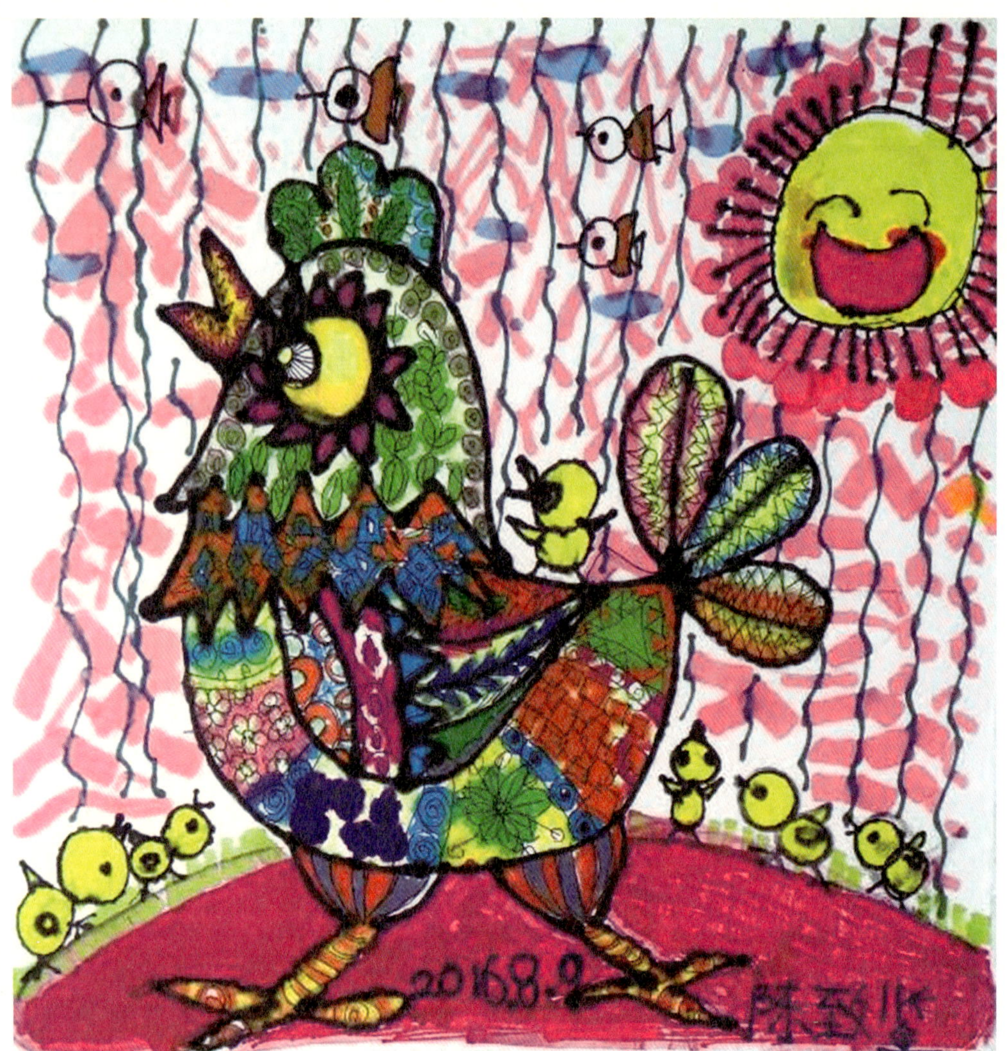

美丽的大公鸡

陈致鉴
Chen Zhijian

凤凰

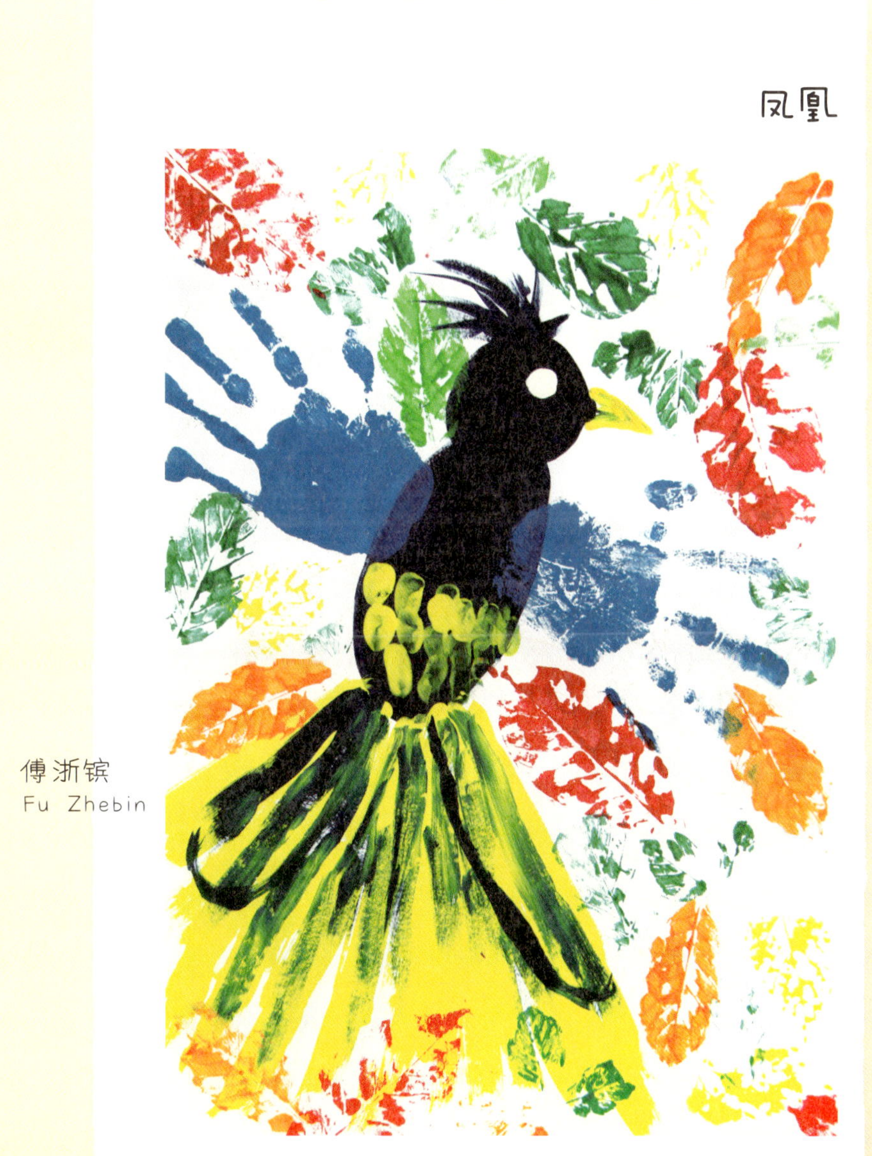

傅浙镔
Fu Zhebin

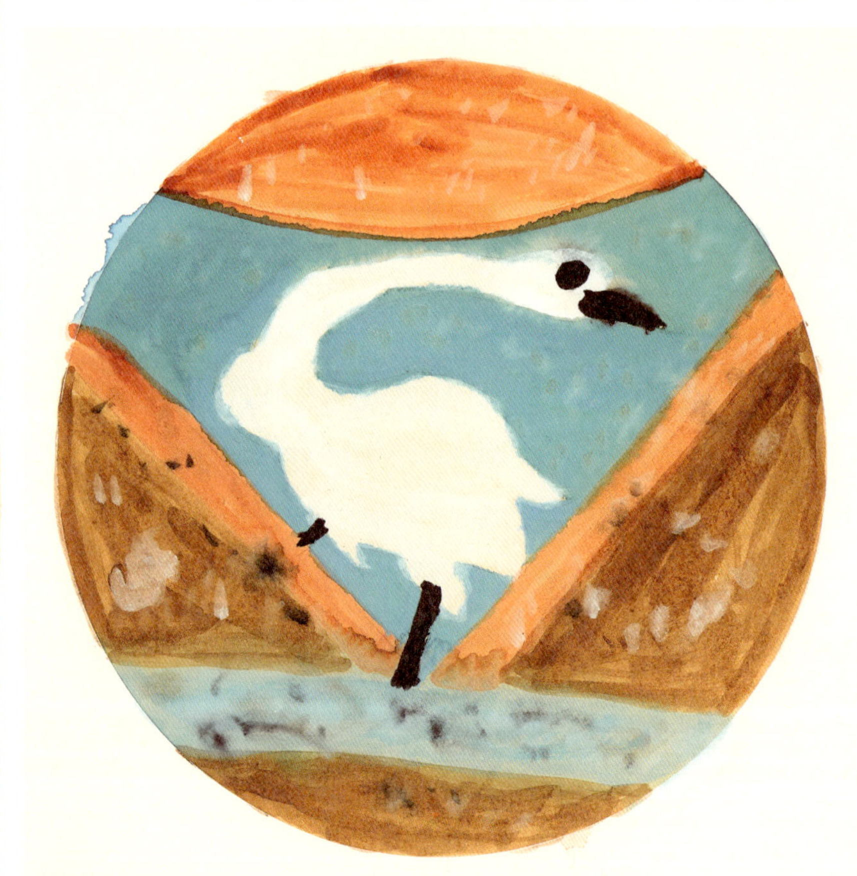

莲池中的白鹅

傅浙镔
Fu Zhebin

傅浙镔
Fu Zhebin

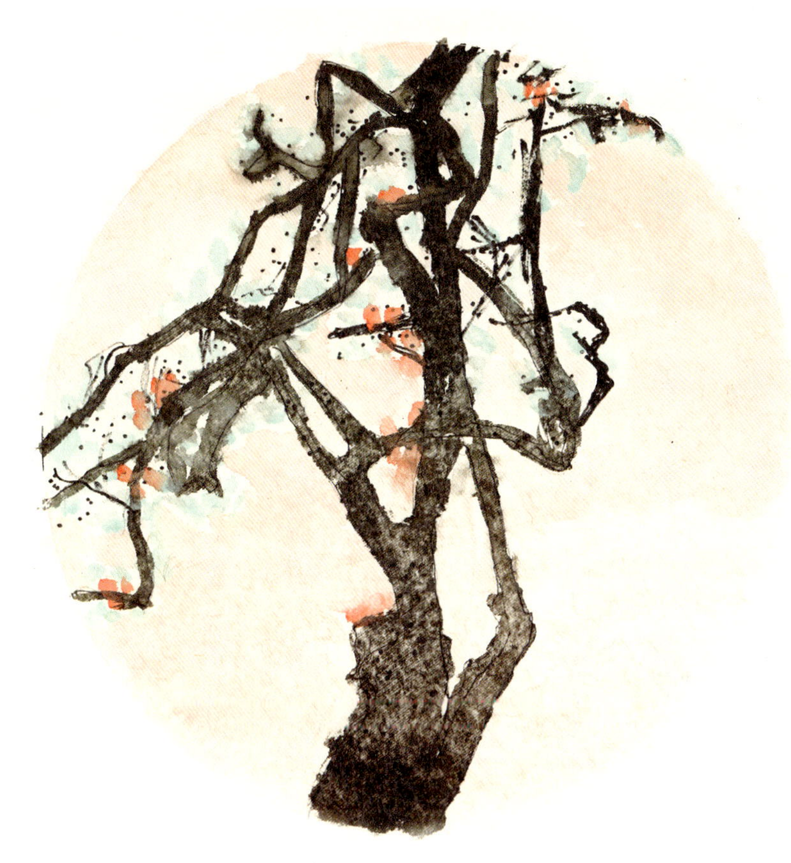

梅花

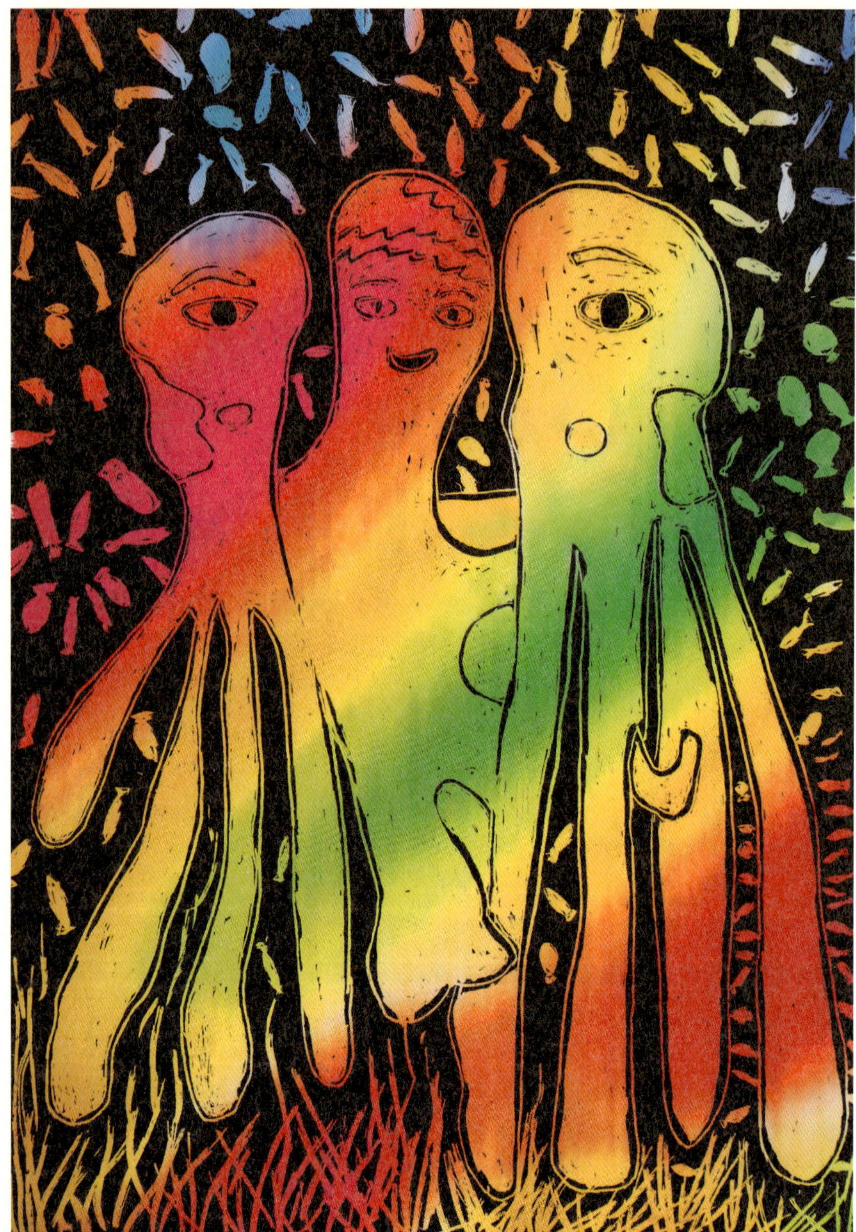

和谐

傅浙镔
Fu Zhebin

王畅
Wang Chang

少女

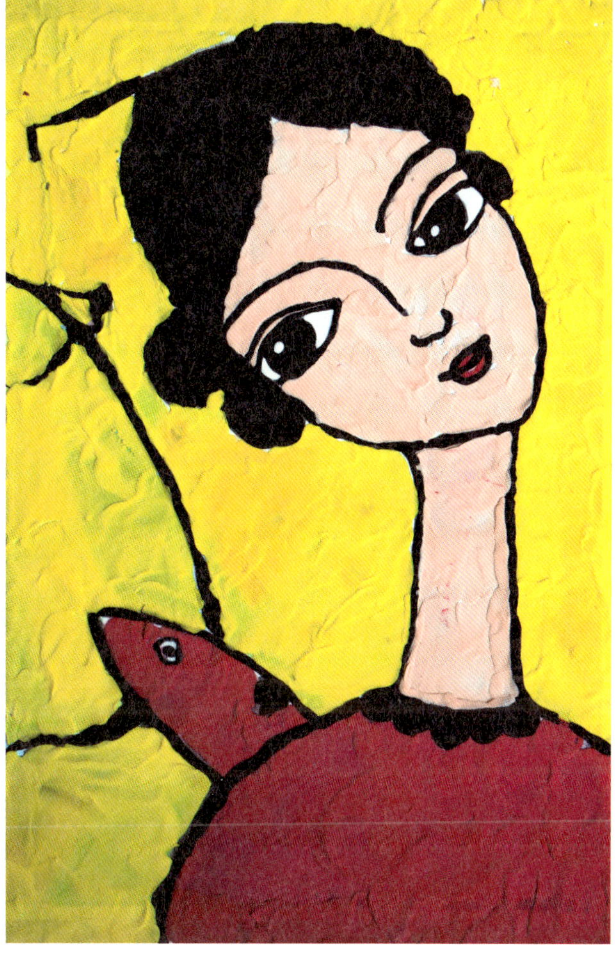

傅豪豪
Fu Haohao

哥俩好

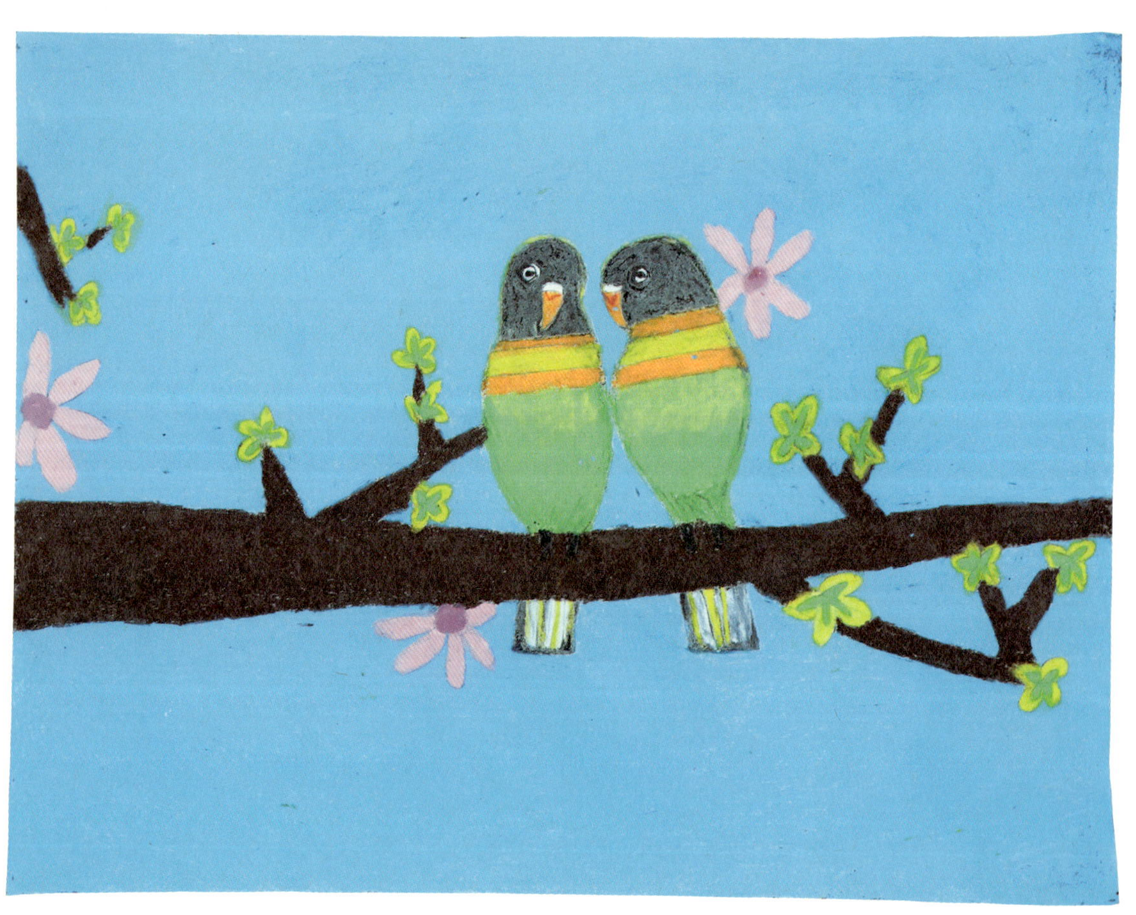

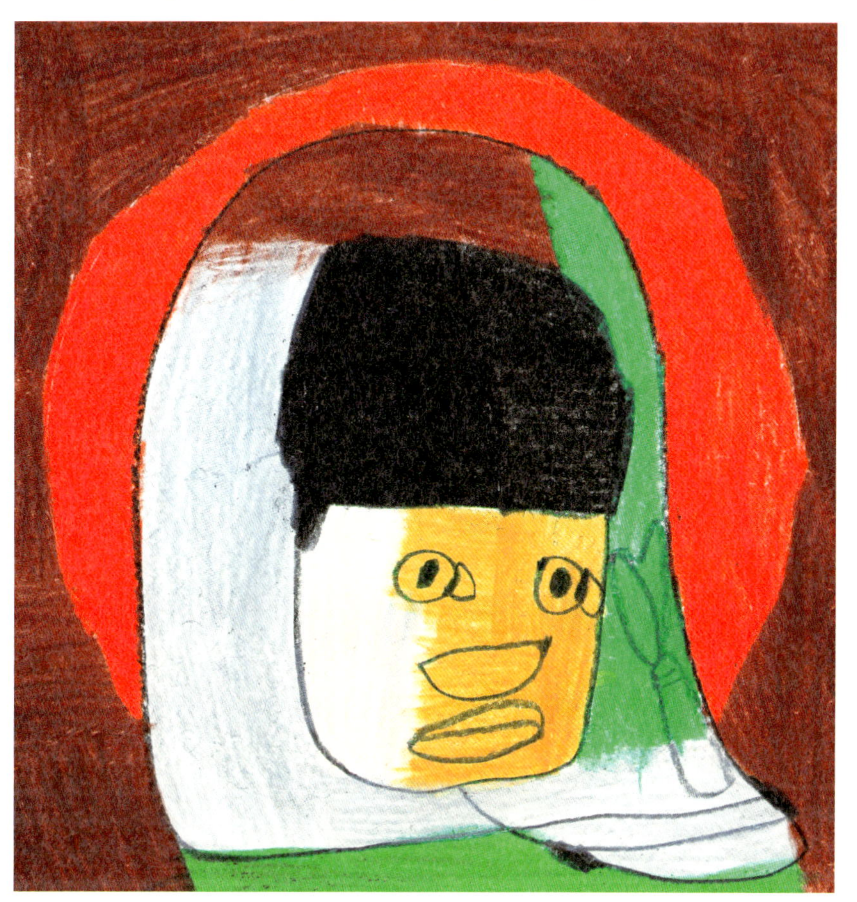

傅豪豪
Fu Haohao

人物 9

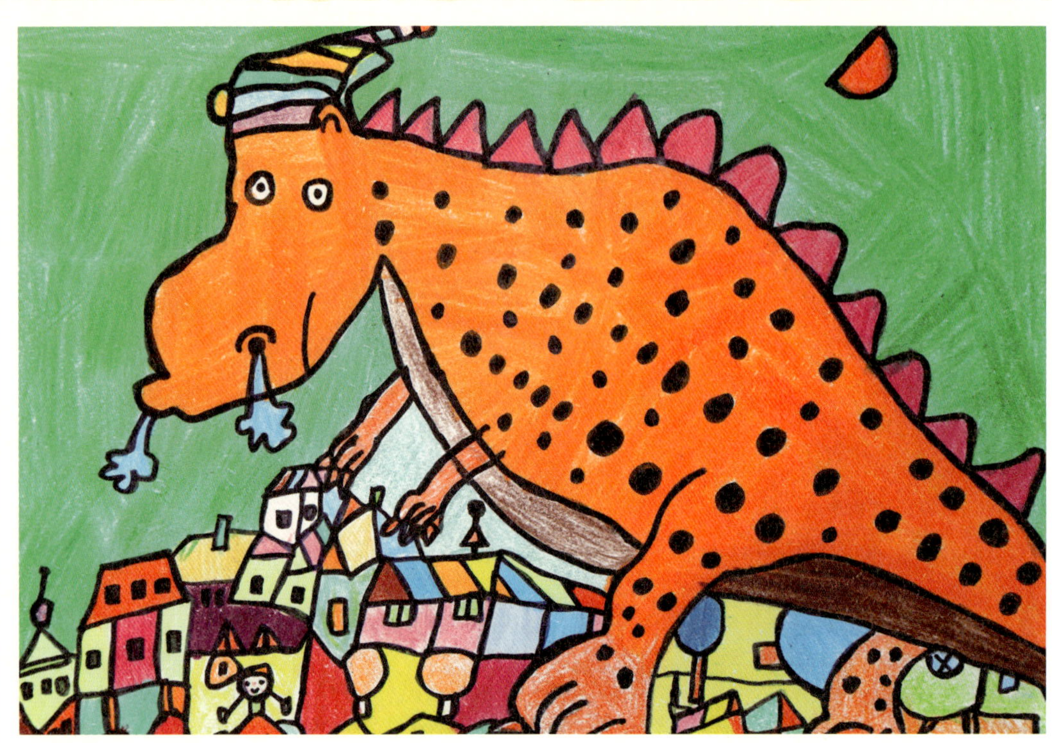

傅豪豪
Fu Haohao

打喷嚏的恐龙

竹林春晓

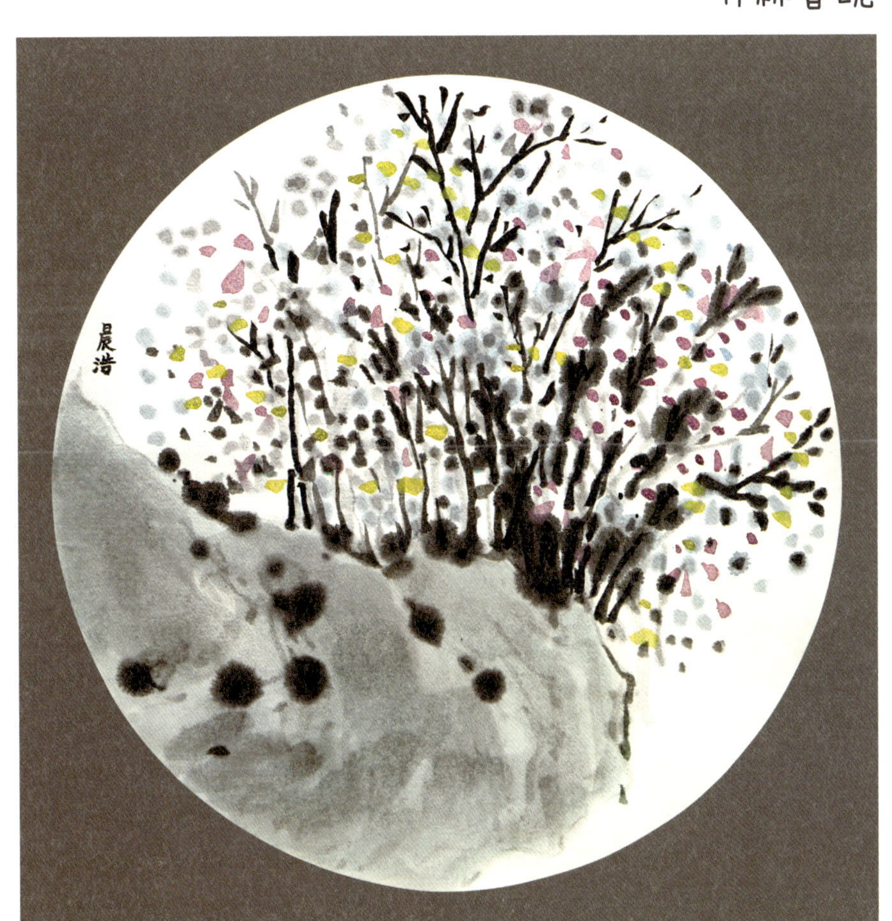

叶晨浩
Ye Chenhao

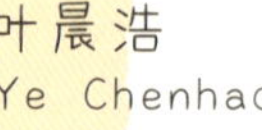

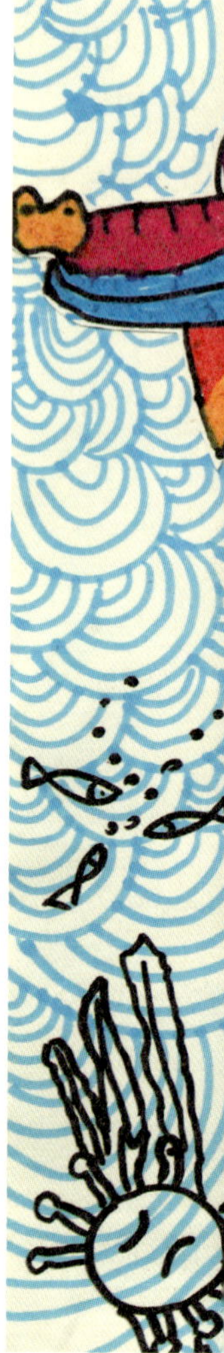

我的非洲小伙伴

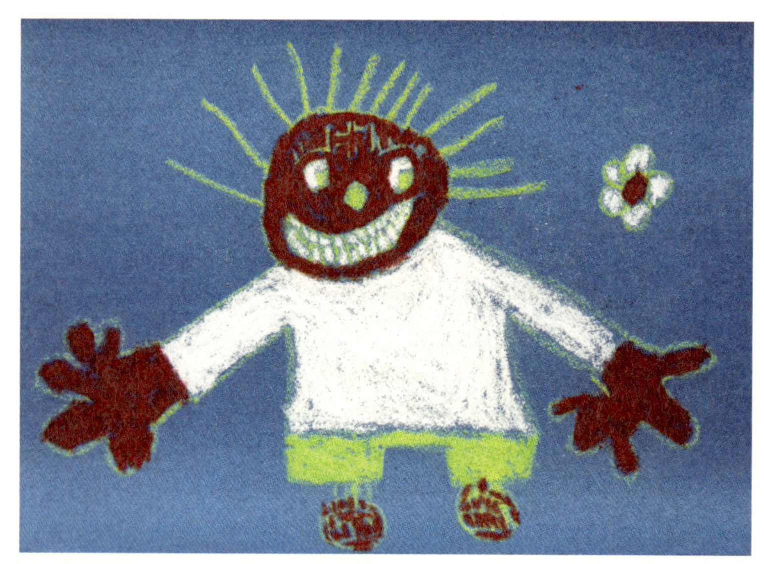

叶晨浩
Ye Chenhao

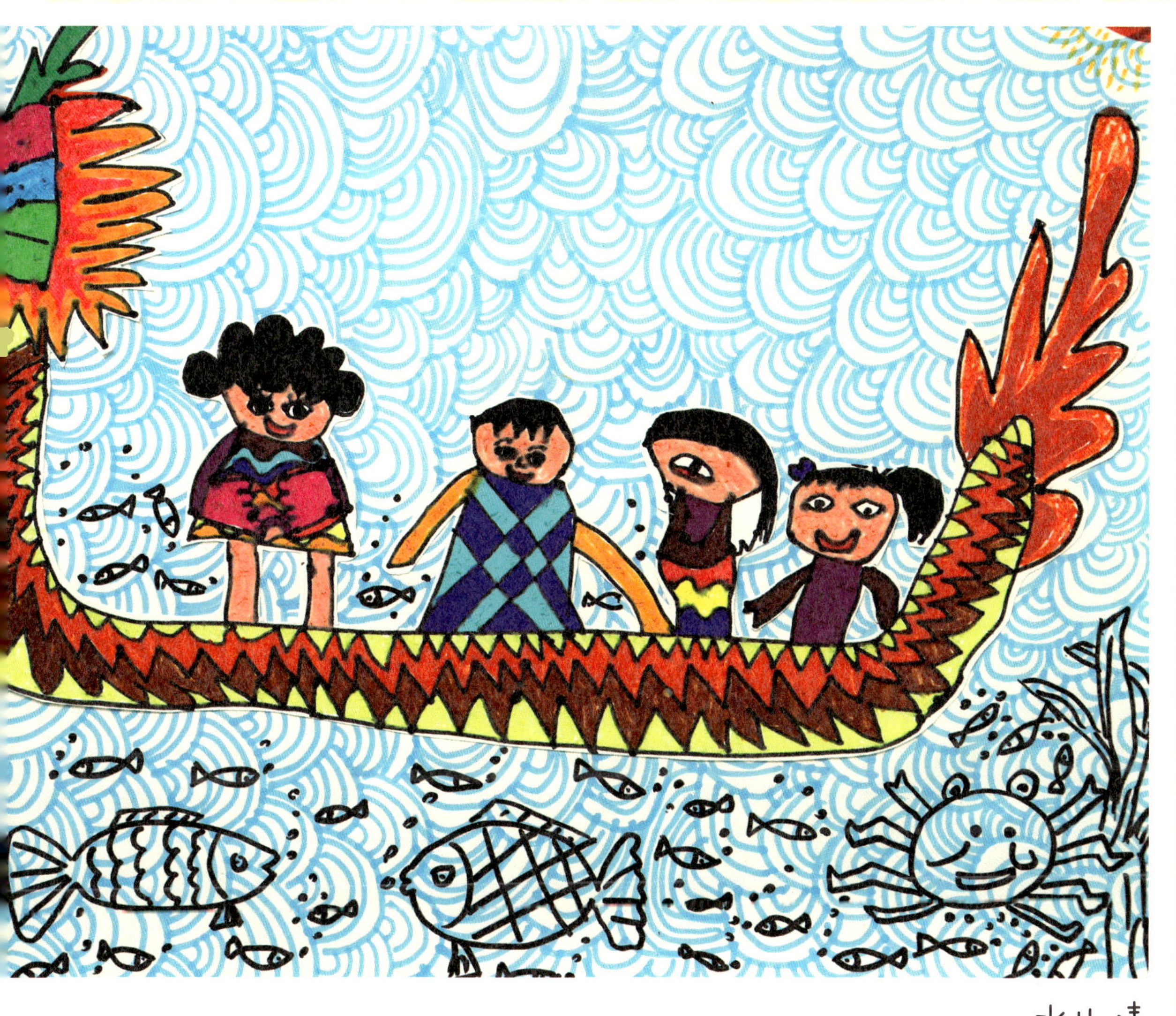

水儿清

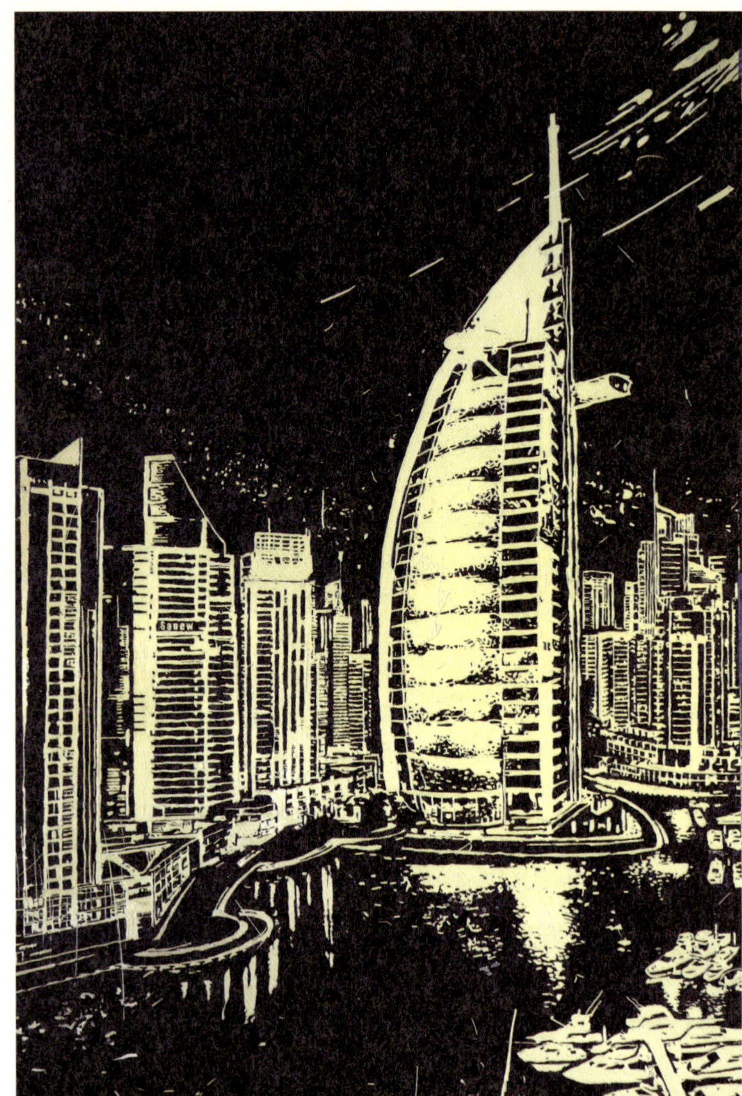

帆船酒店

叶晨浩
Ye Chenhao

陈辰
Chen Chen

鱼趣

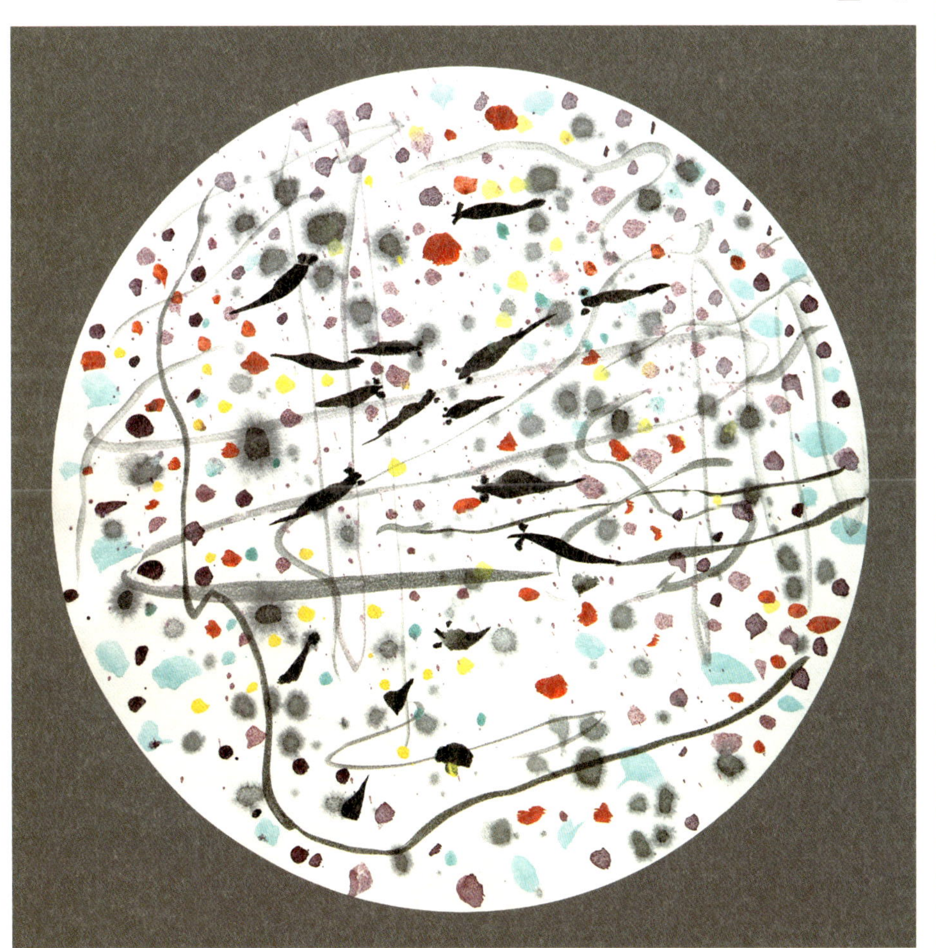

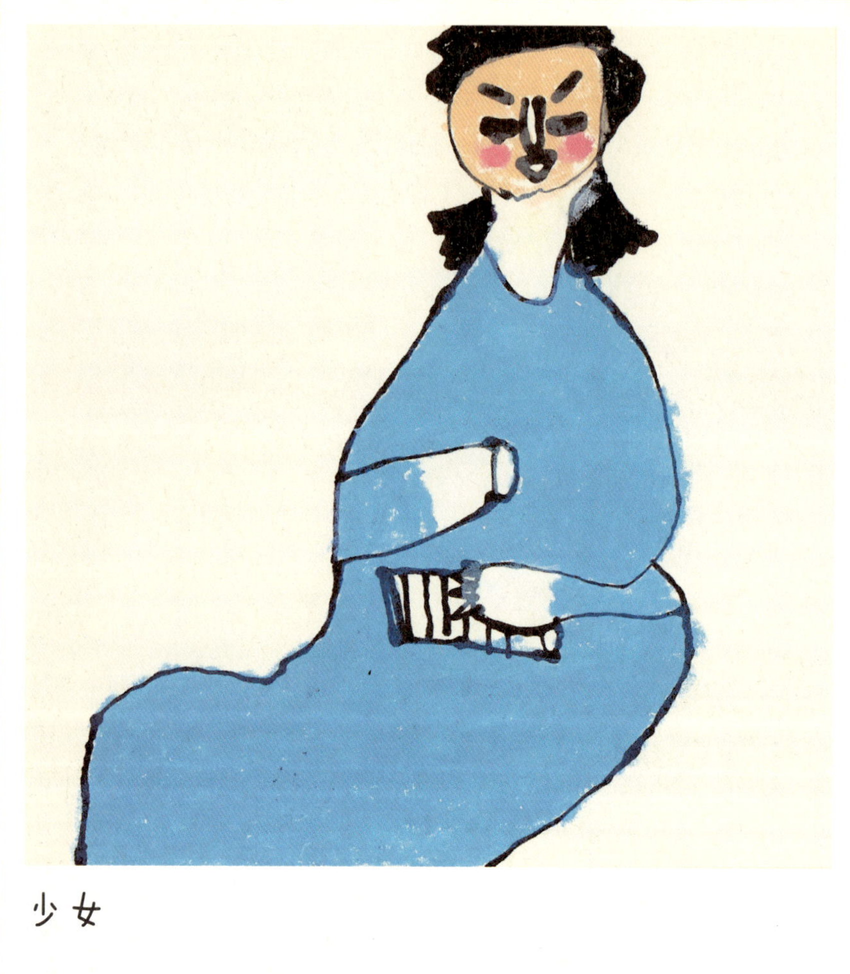

少女

陈辰
Chen Chen

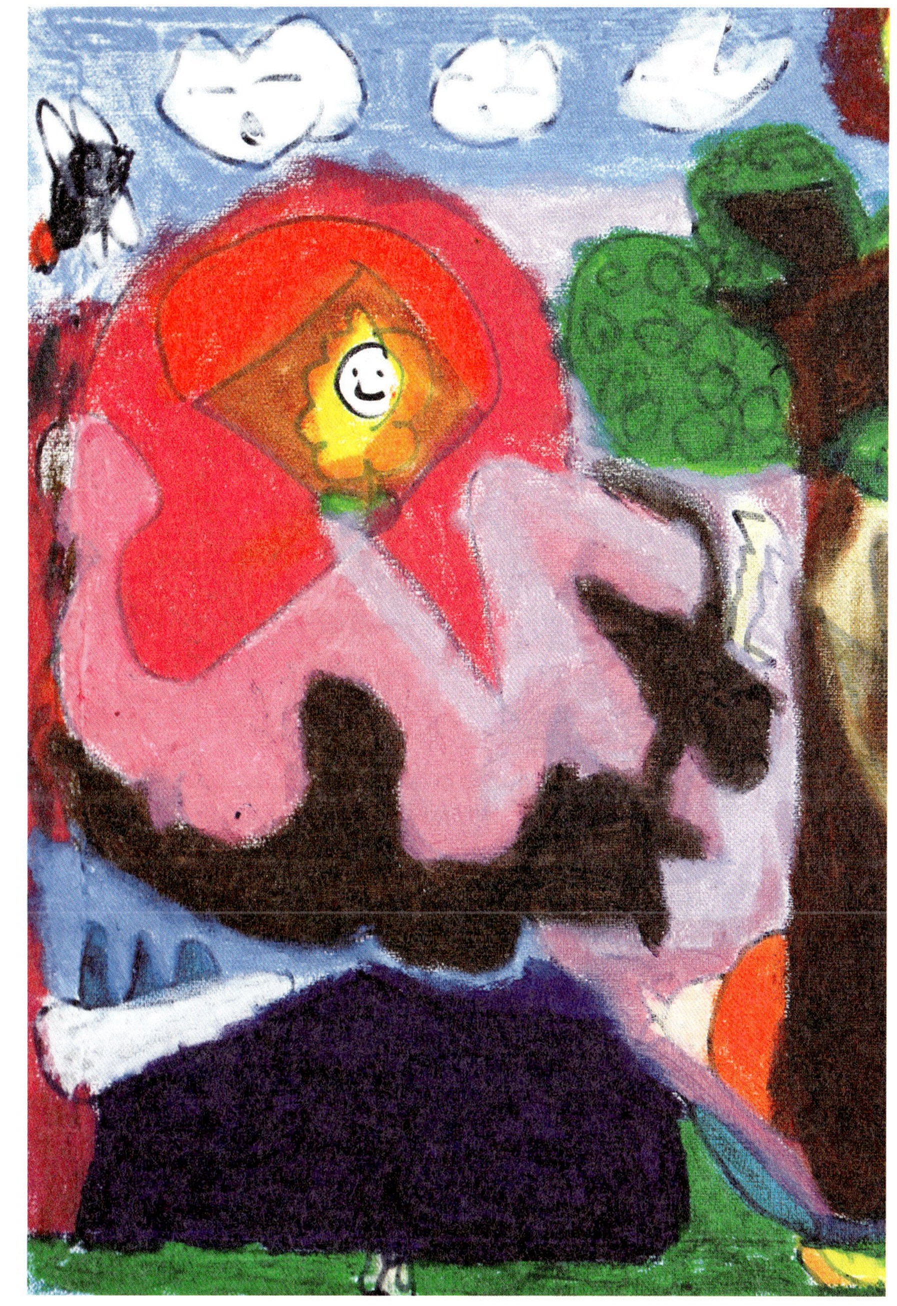

花园

陈辰
Chen Chen

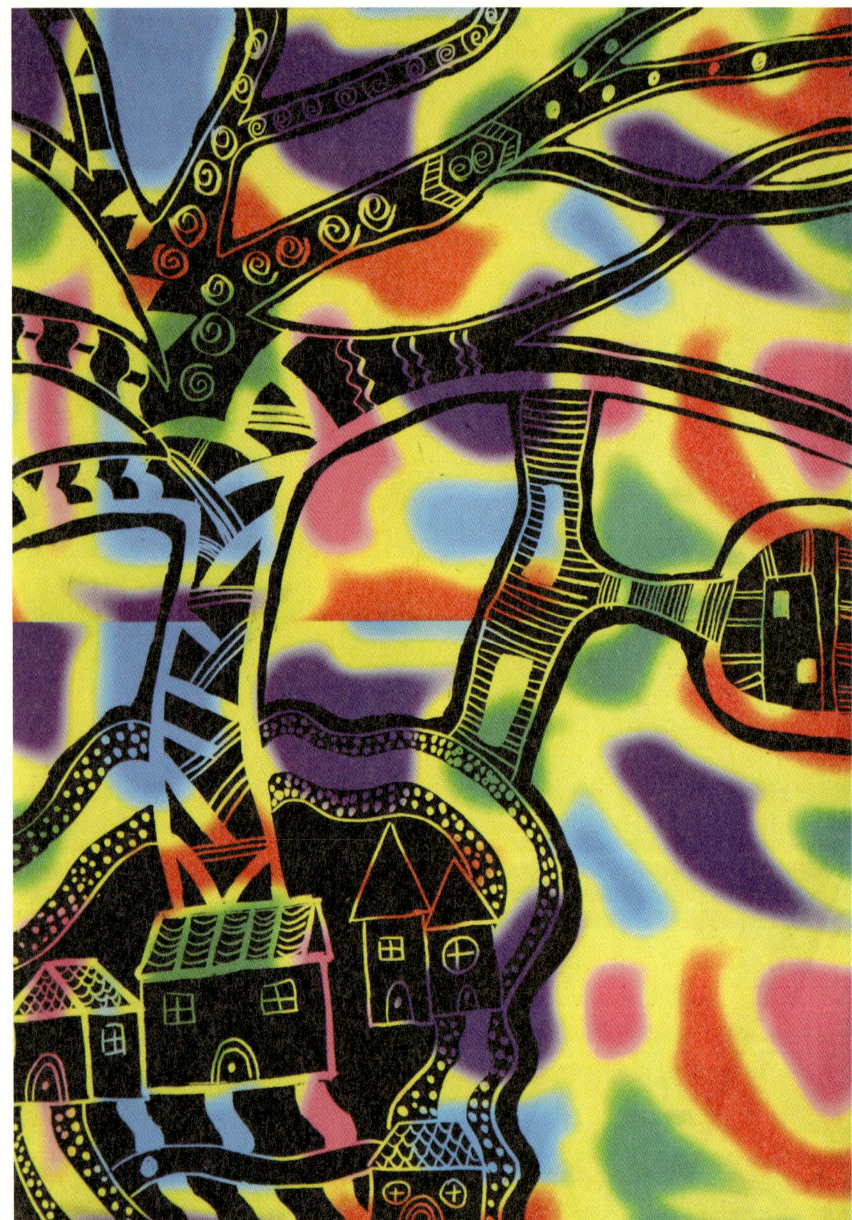

智慧树

胡雪颀
Hu Xueqi

胡雪颀
Hu Xueqi

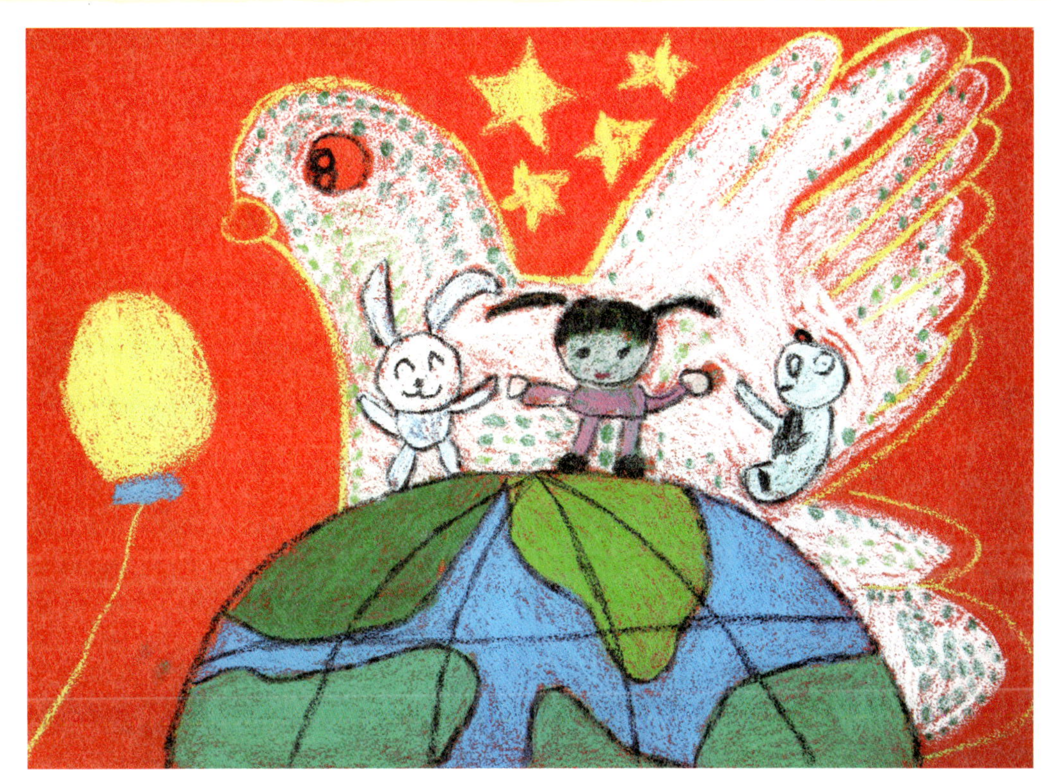

地球村

娃娃乐

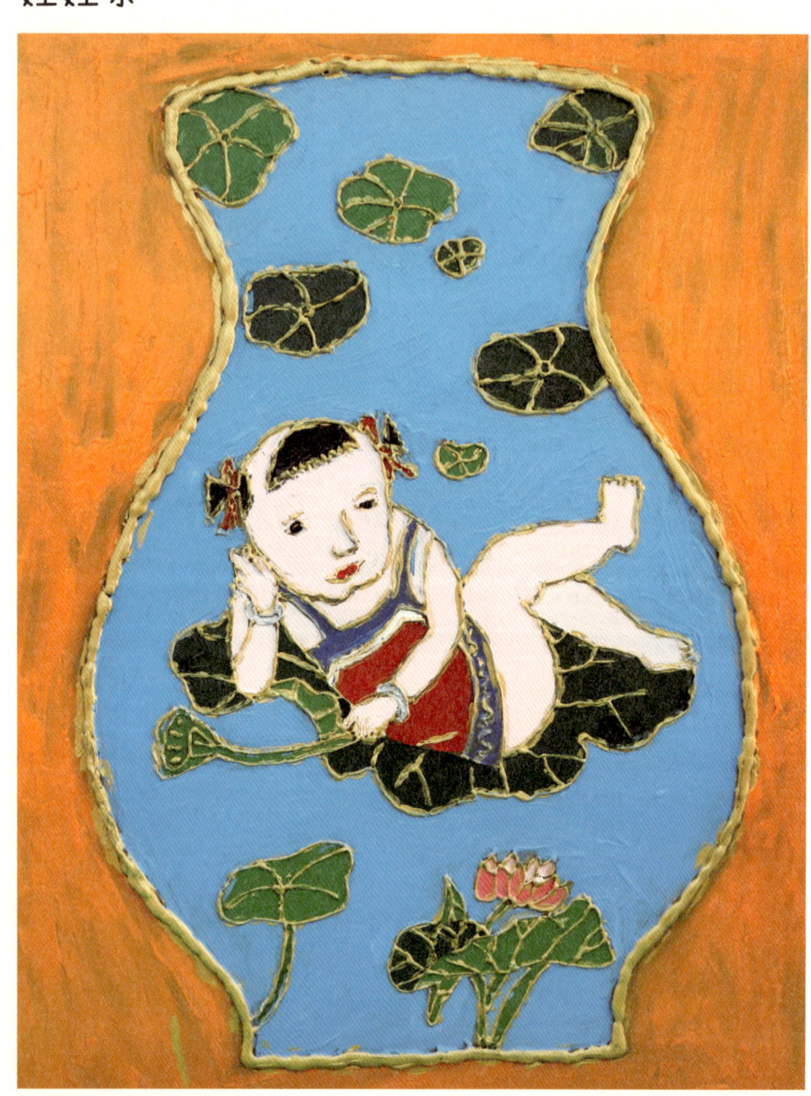

胡雪颀
Hu Xueqi

蒋旦来
Jiang Danlai

胡雪颀
Hu Xueqi
蒋旦来
Jiang Danlai

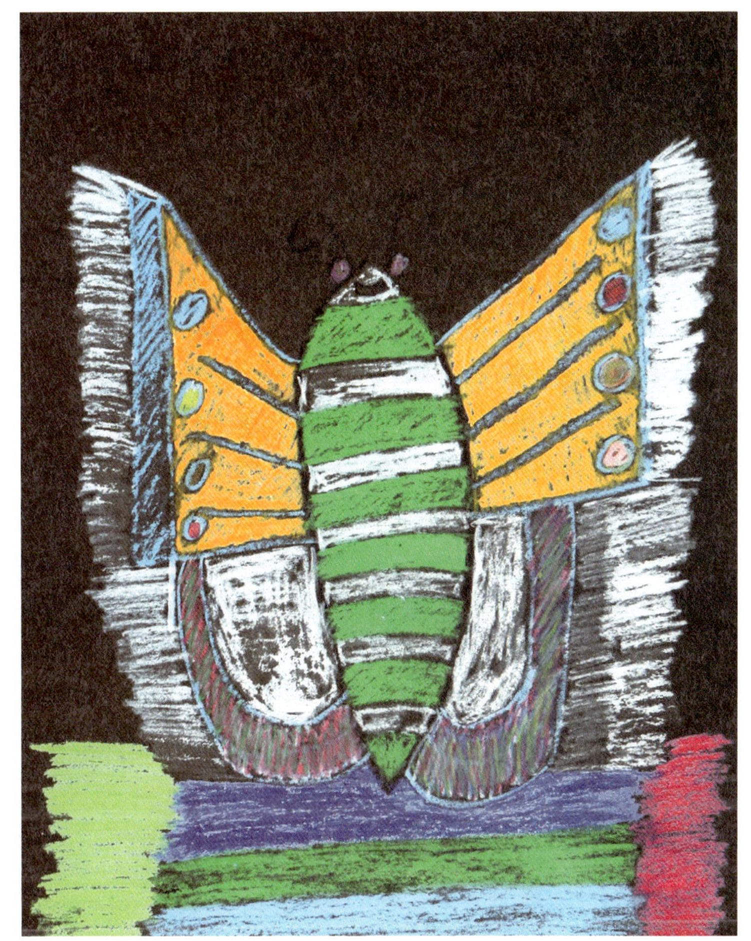

蝴蝶

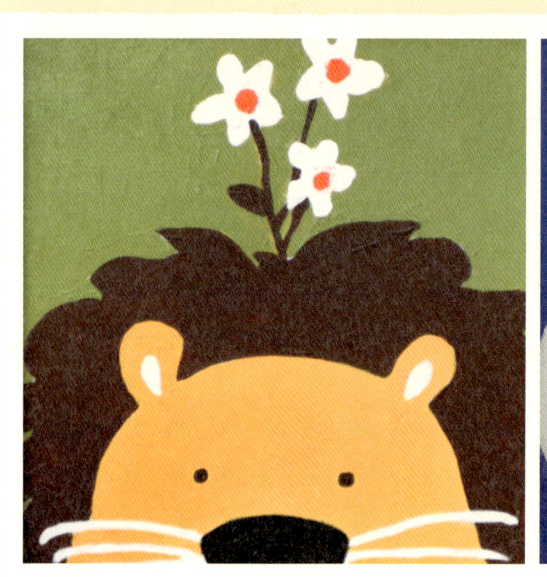

狮子

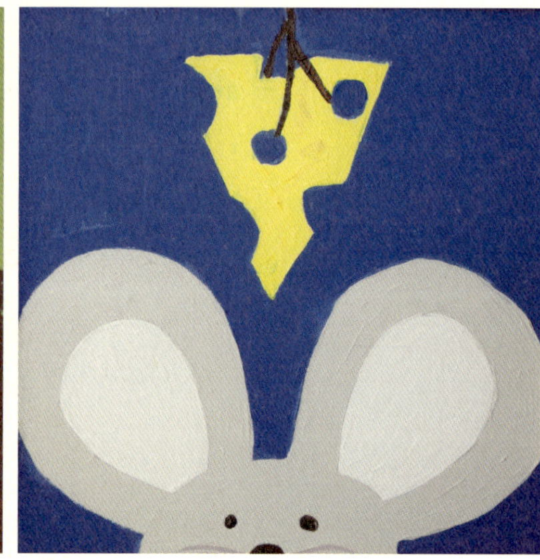

老鼠

蒋旦来
Jiang Danlai

蒋旦来
Jiang Danlai

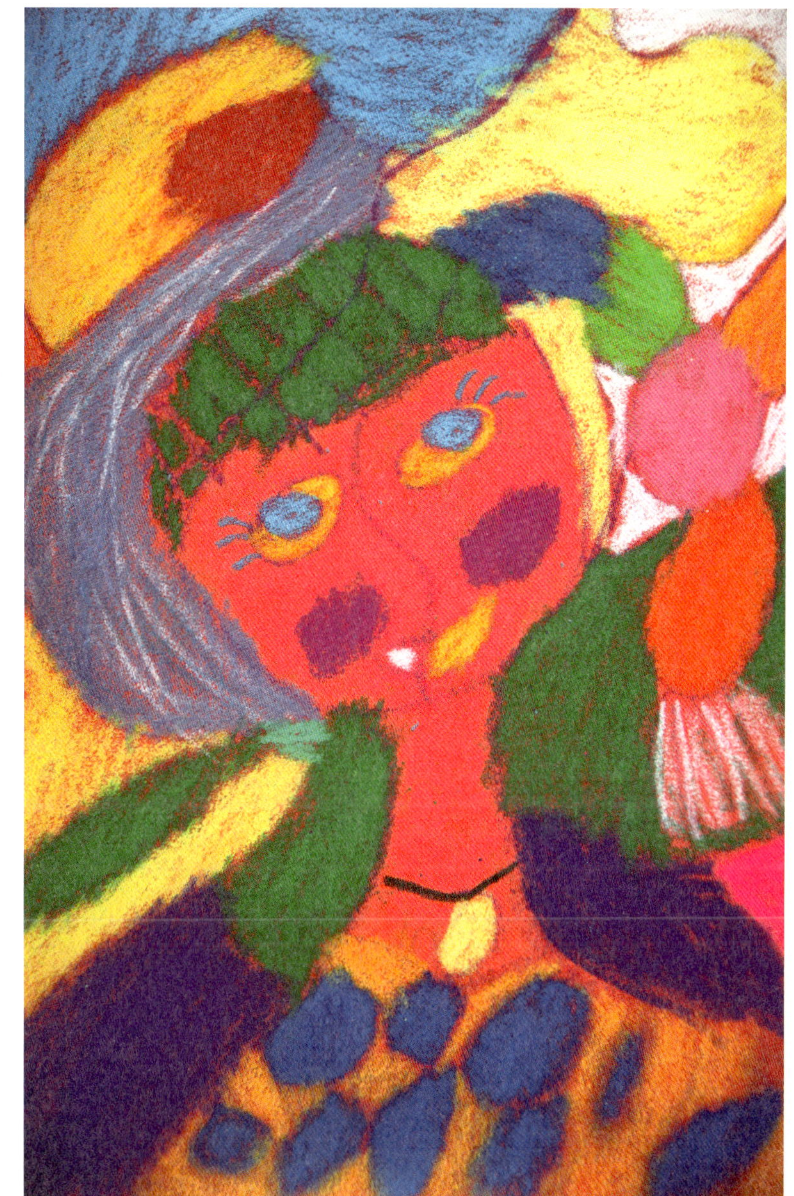

快乐的一天

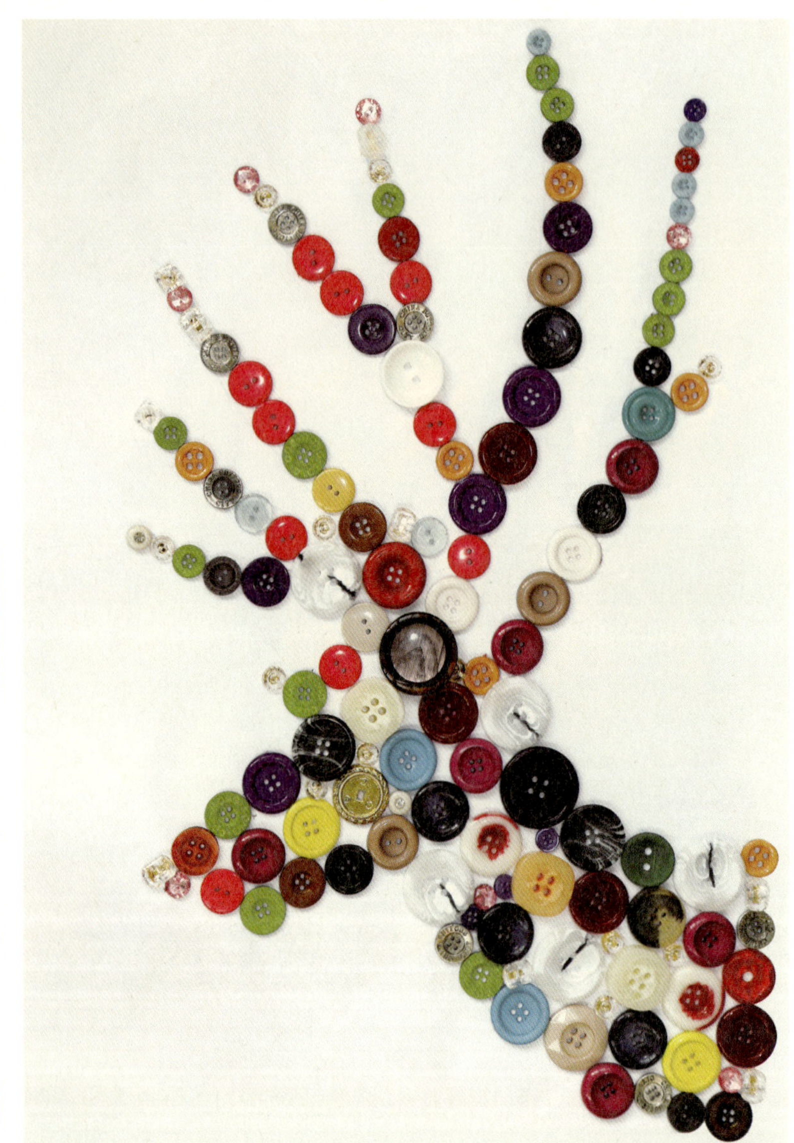

麋鹿

傅浙镔
Fu Zhebin

胡雪颀
Hu Xueqi

蒋旦来
Jiang Danlai

仙人掌

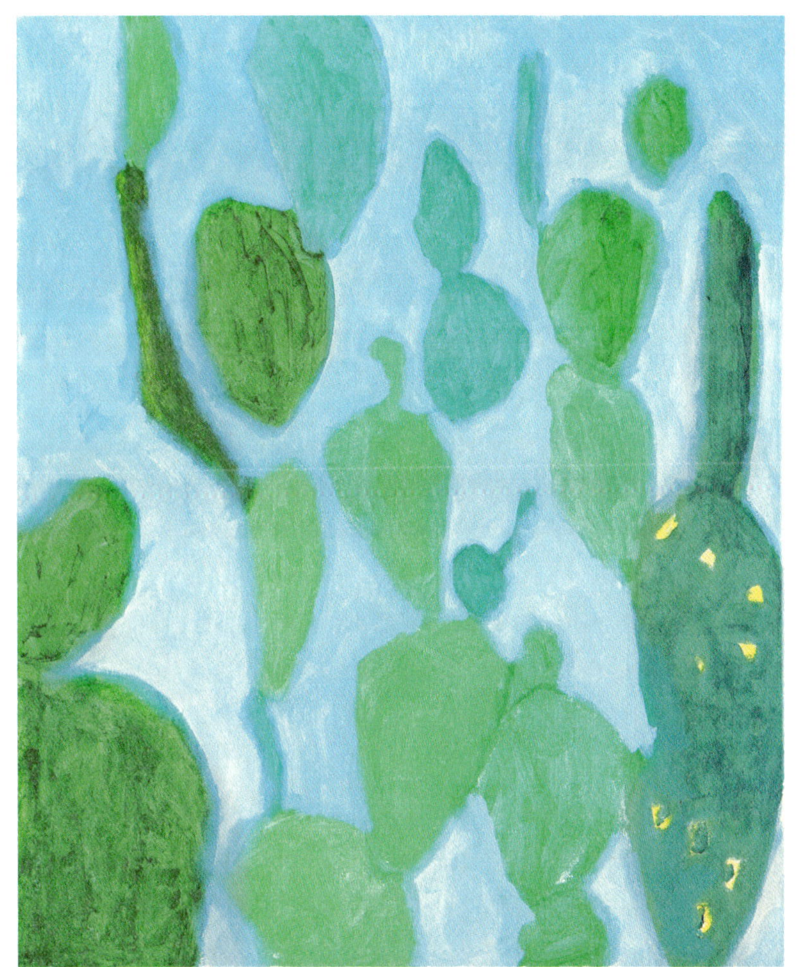

庄逸礽
Zhuang Yireng

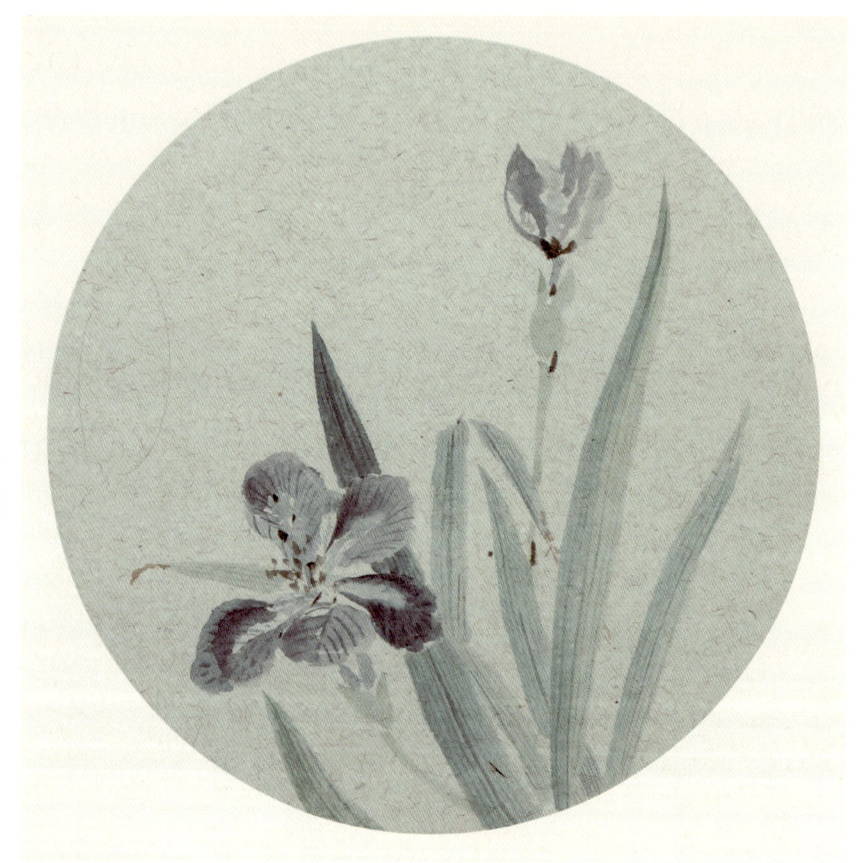

鸢尾花

陈进
Chen Jin

满江红

陈进
Chen Jin

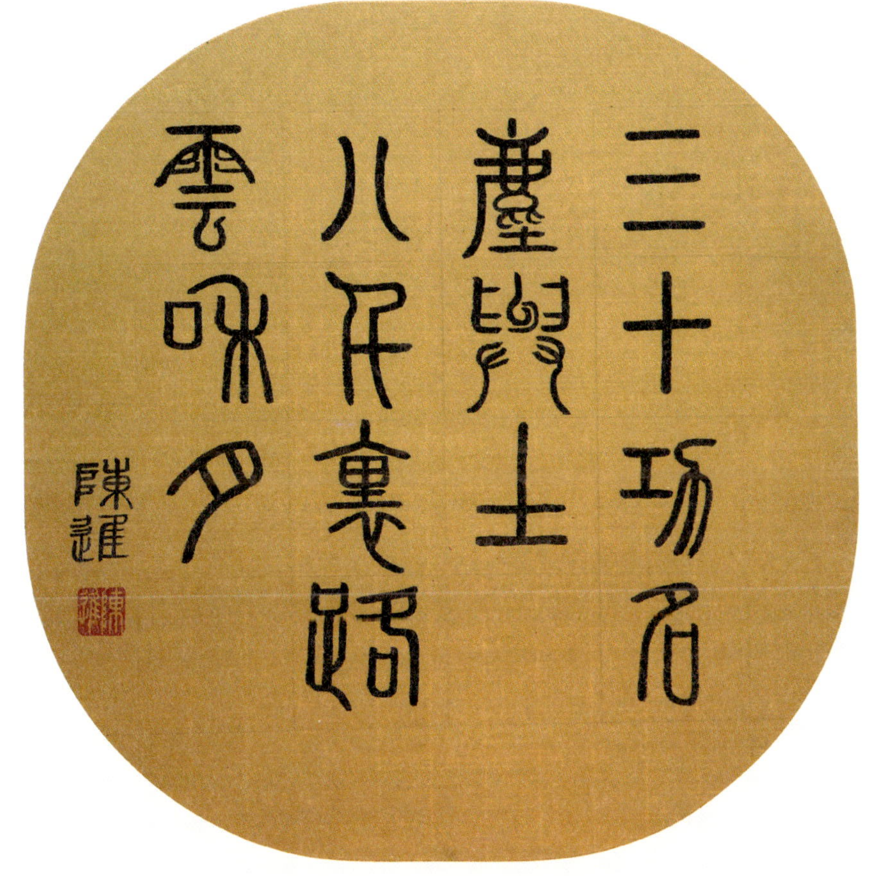

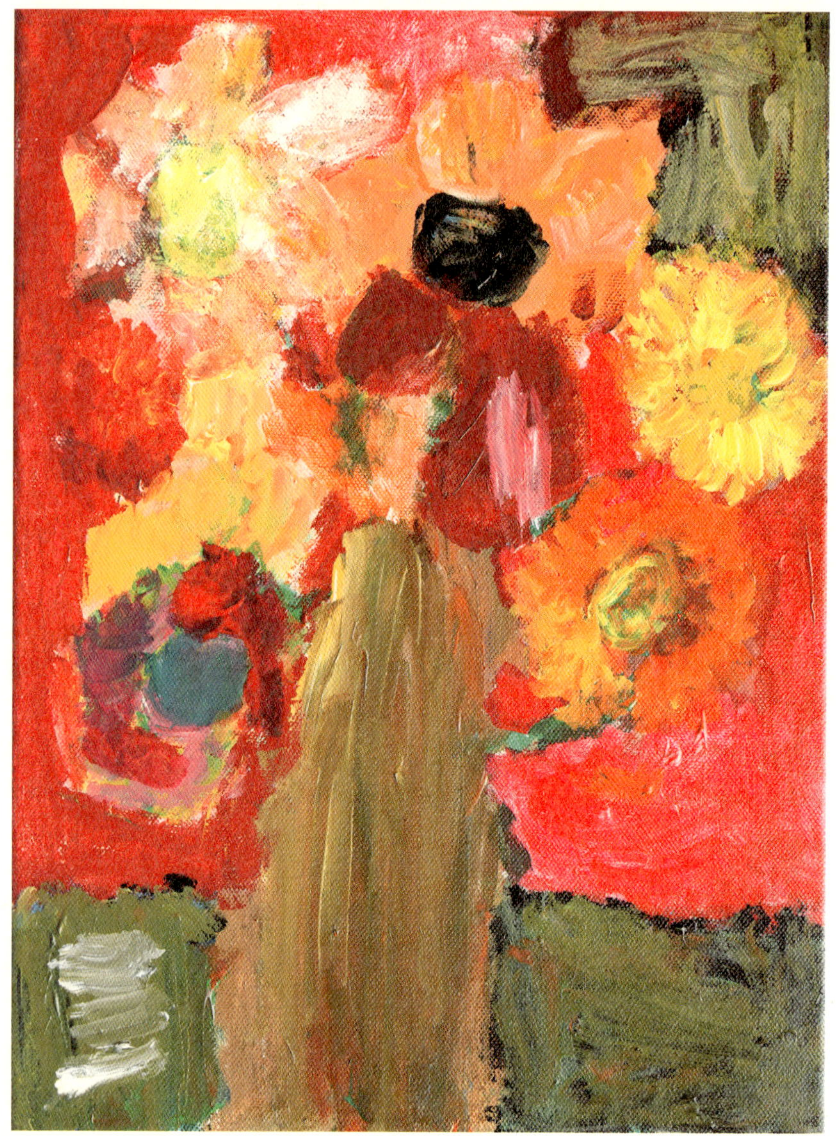

热情的花

殷青杨
Yin Qingyang

殷青杨
Yin Qingyang

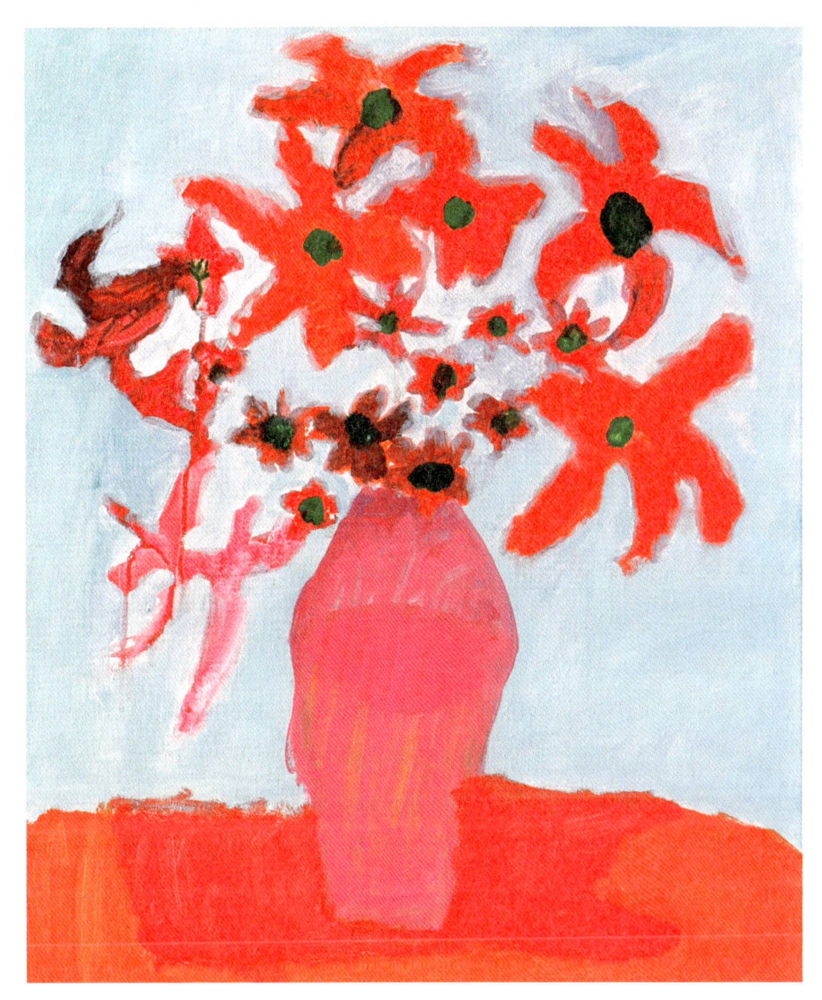

红色的花

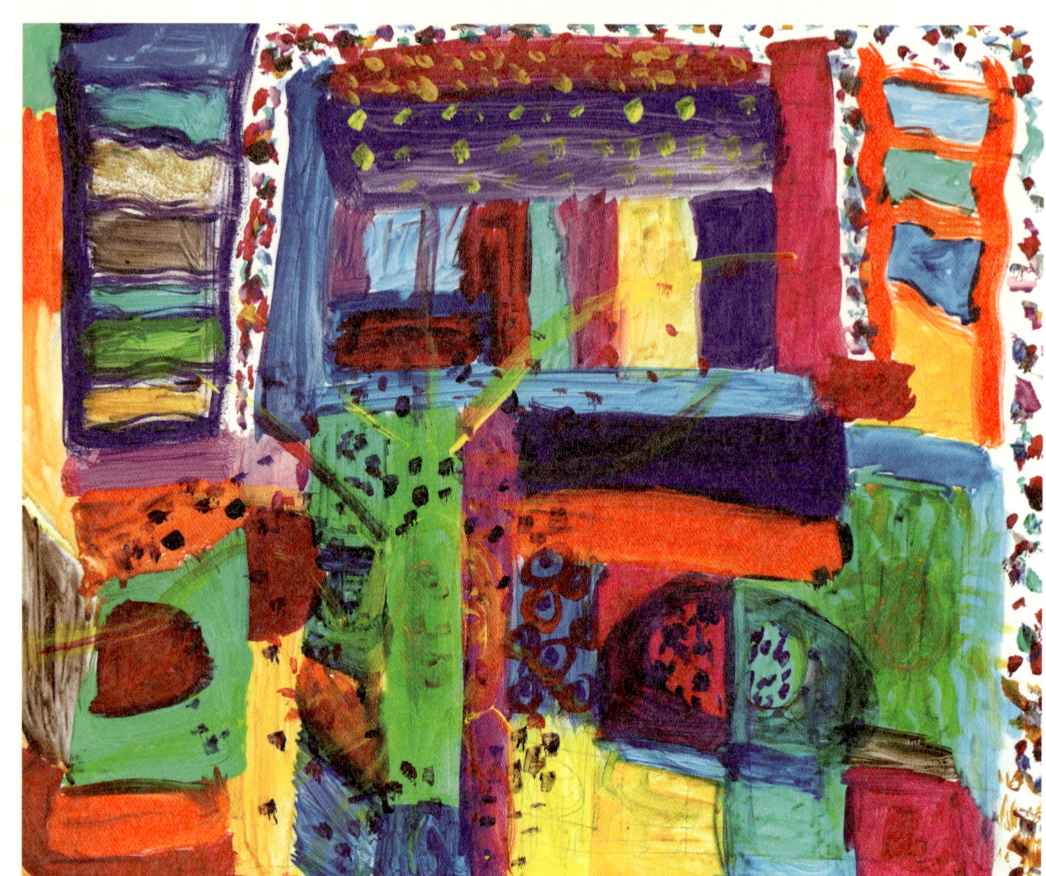

项尚
Xiang Shang

河坊街

斑斓的花卉

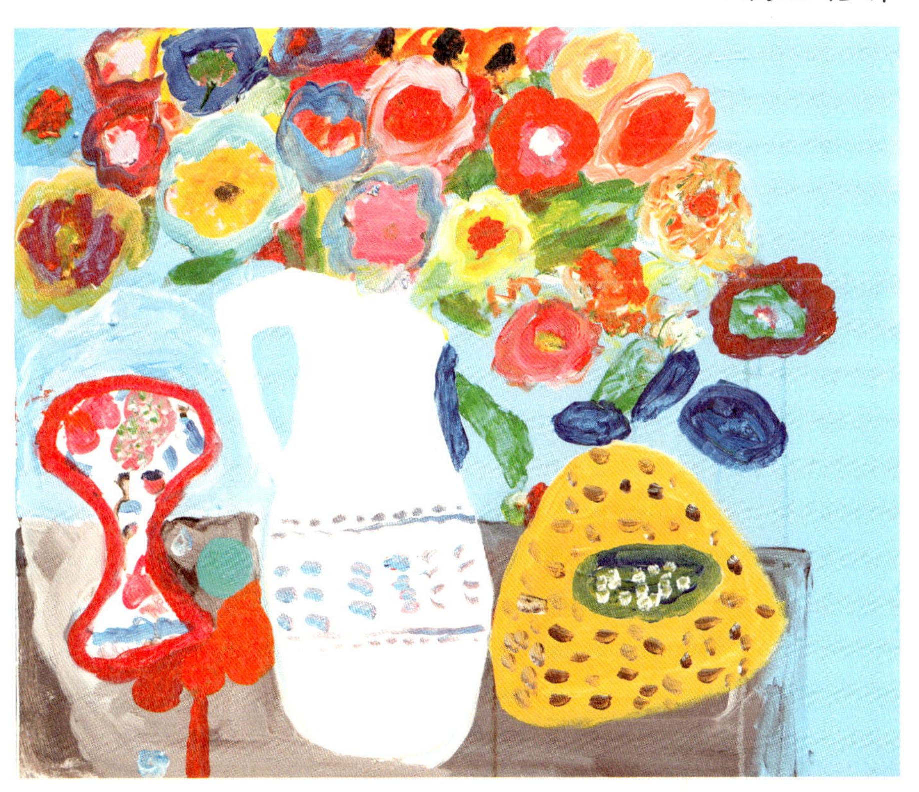

项尚
Xiang Shang

九色鹿

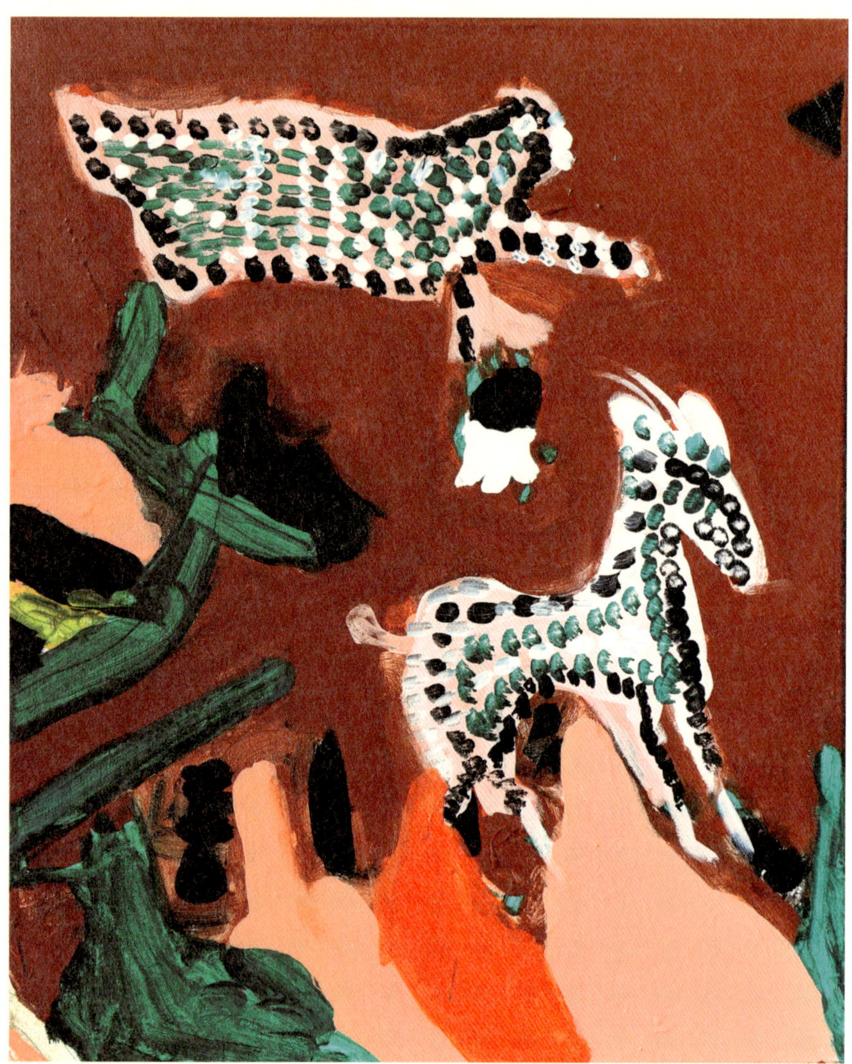

郭艳勇
Guo Yanyong

王思聪
Wang Sicong

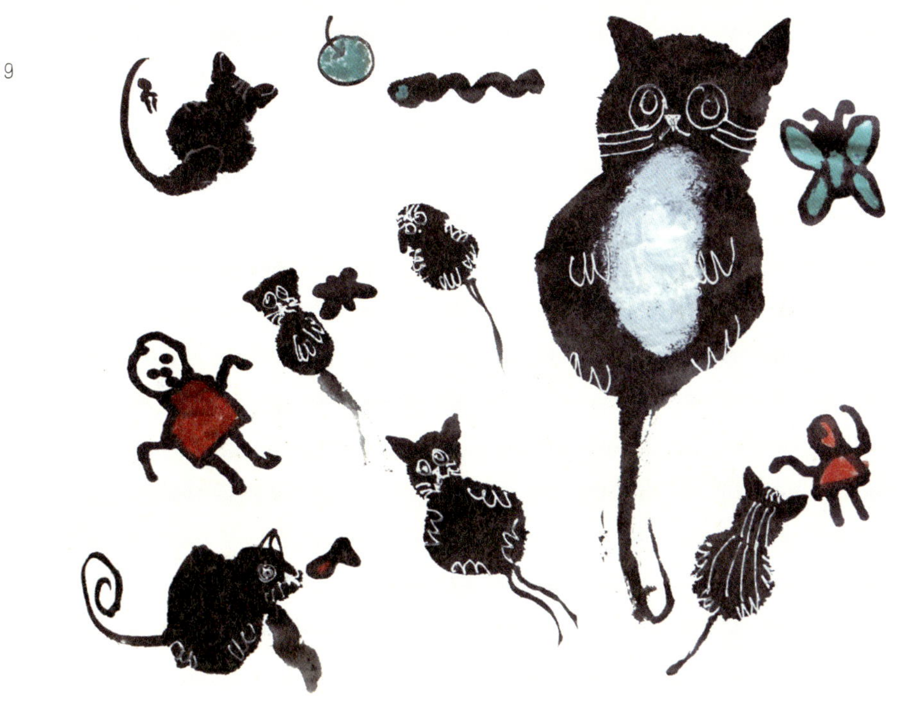

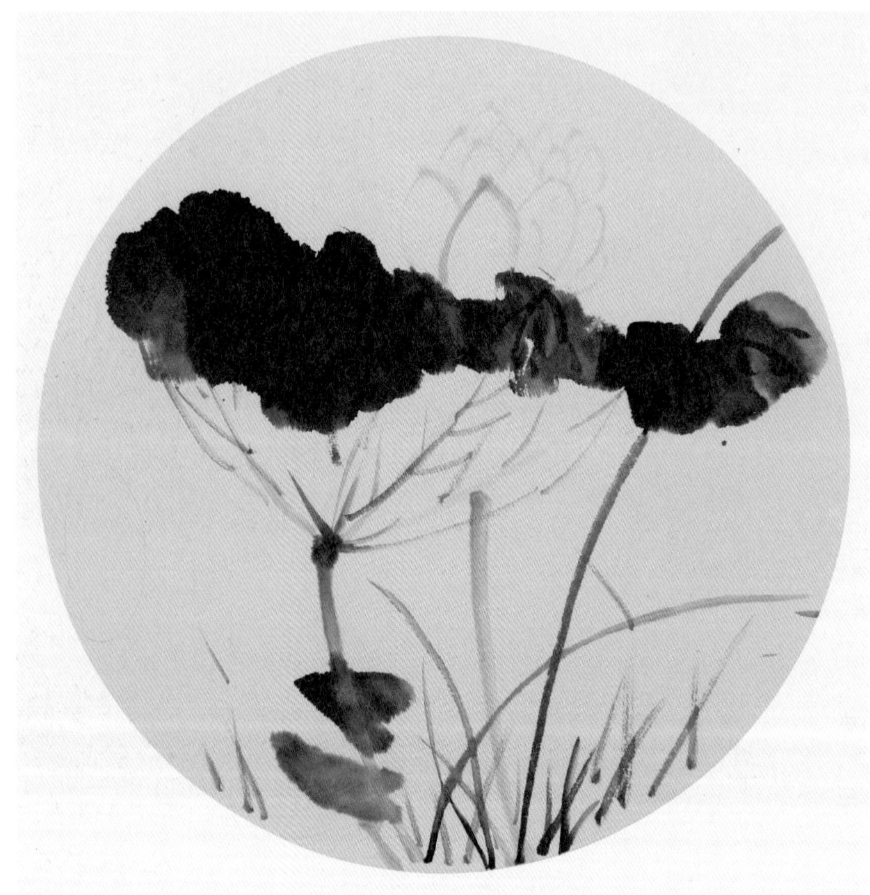

刘星
Liu Xing

荷

杨文浜
Yang Wenbang

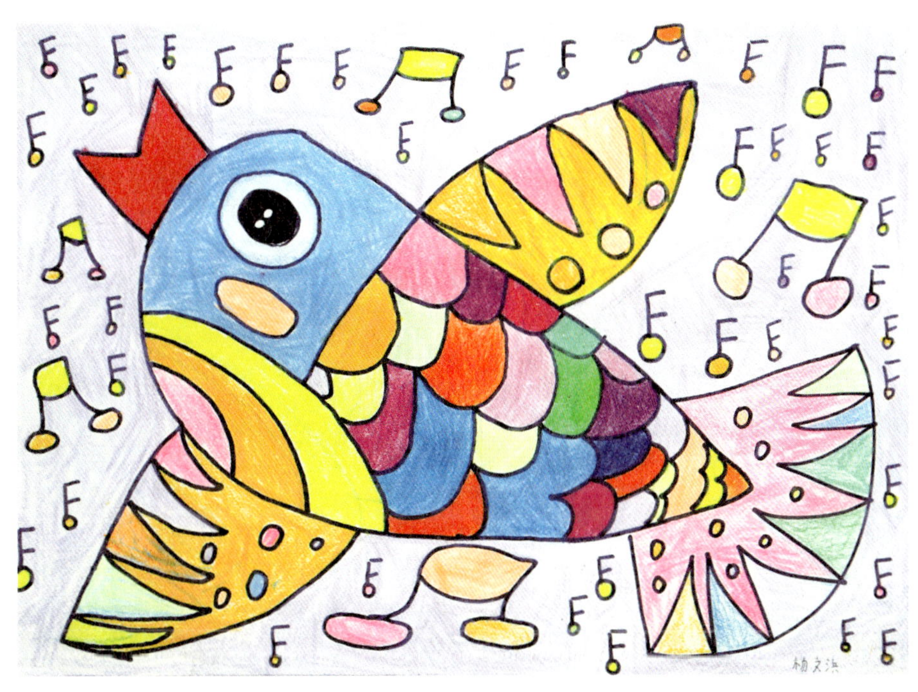

飞翔的大鸟

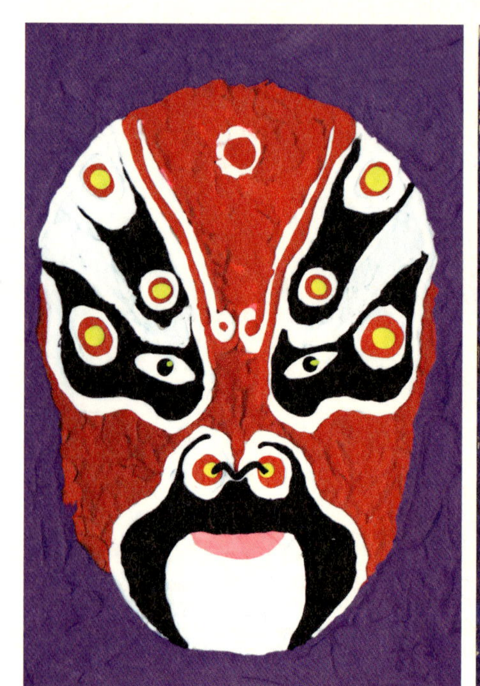

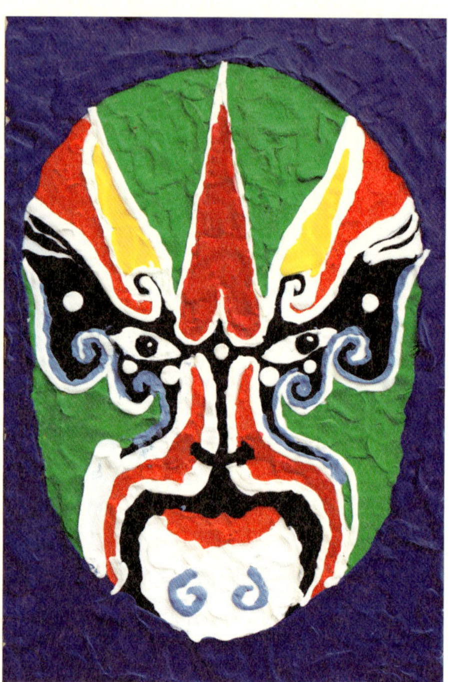

金乐 孔家琪
Jin Le Kong Jiaqi

京剧脸谱

花

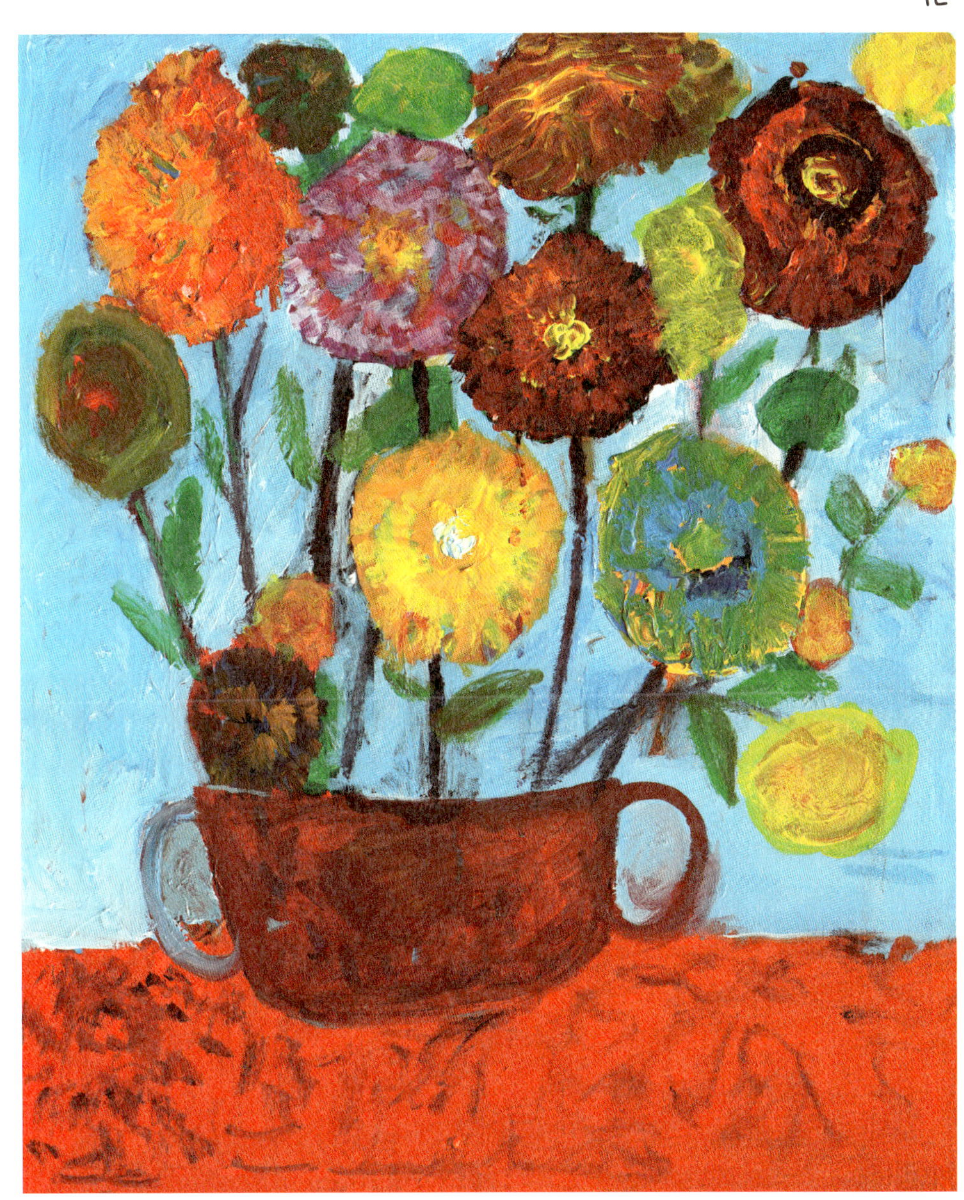

孔家琪
Kong Jiaqi

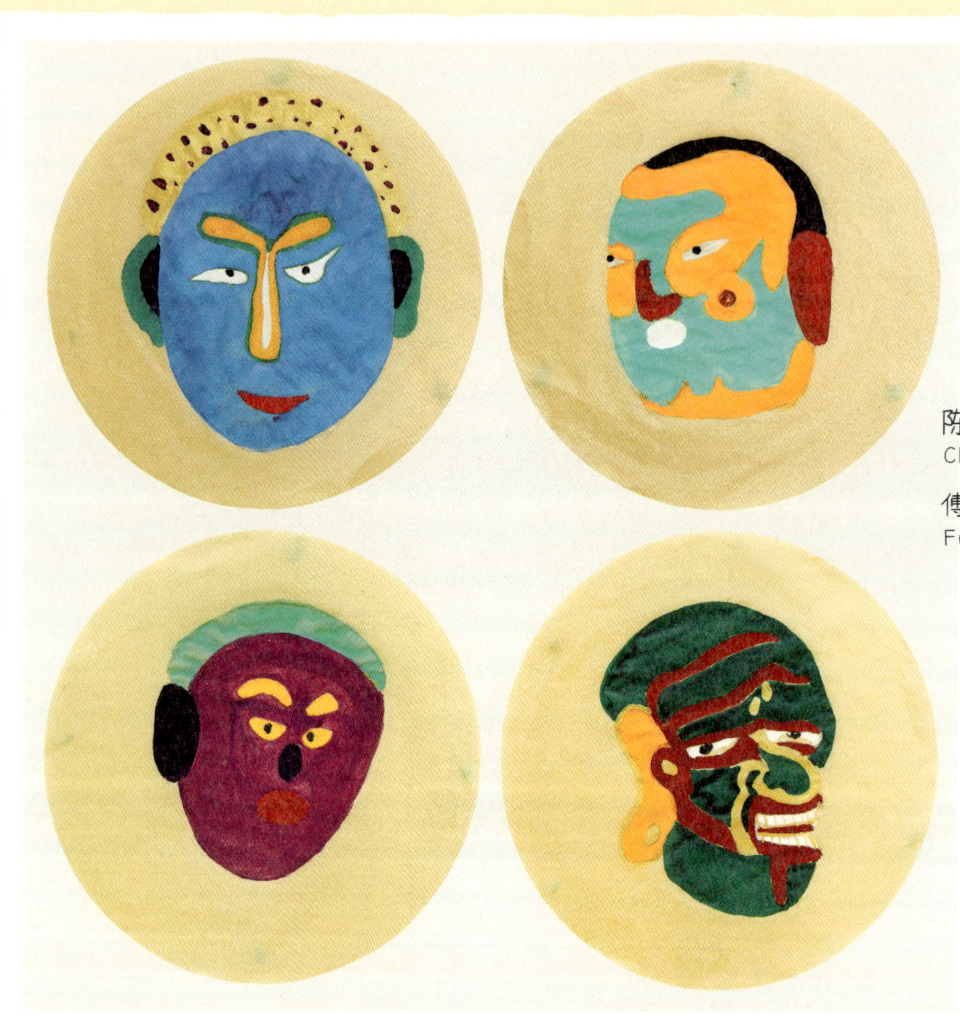

陈辰 Chen Chen　傅壬林 Fu Renlin

傅壬林 Fu Renlin　蒋旦来 Jiang Danla

敦煌表情

陈俊成
Chen Juncheng

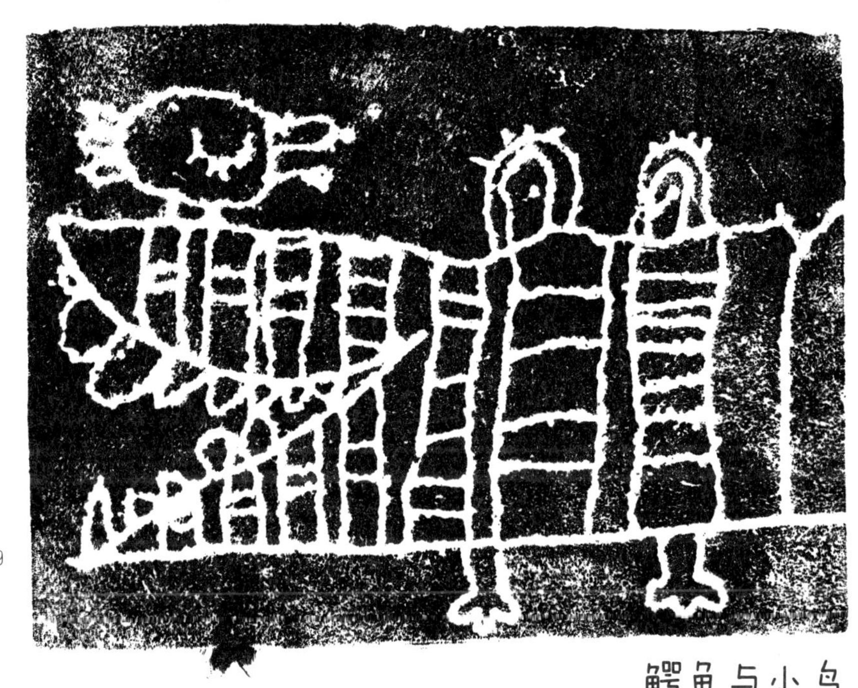

鳄鱼与小鸟

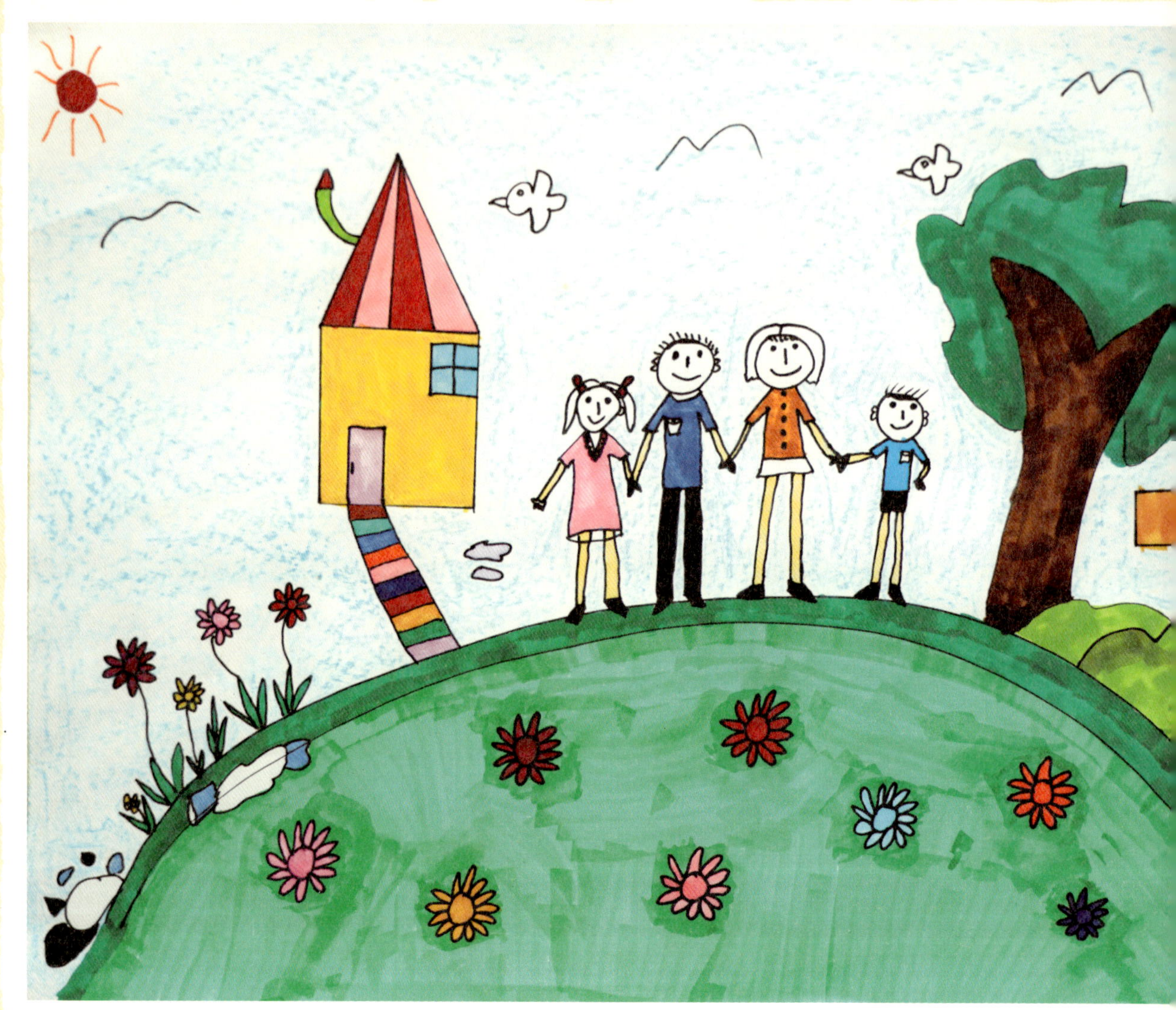

地球一家人

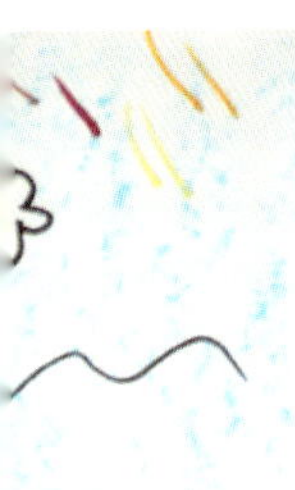

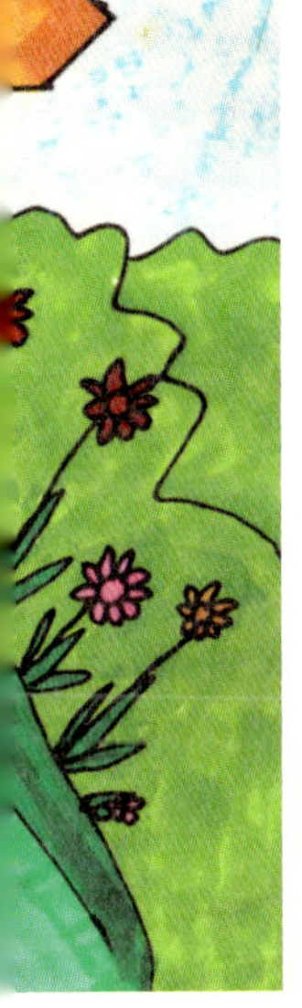

陈宏磊
Chen Honglei

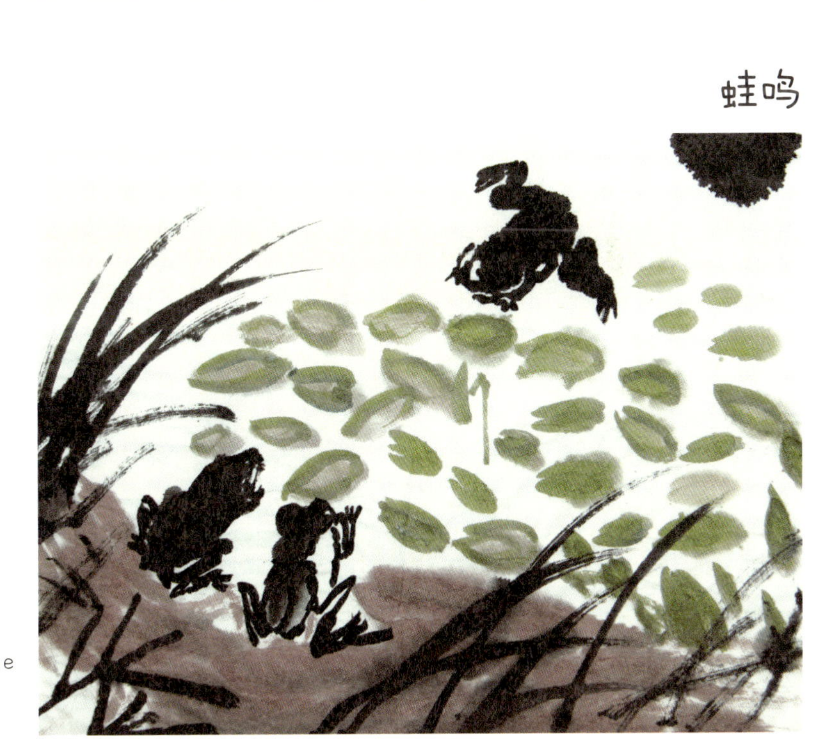

蛙鸣

潘悦
Pan Yue

野外

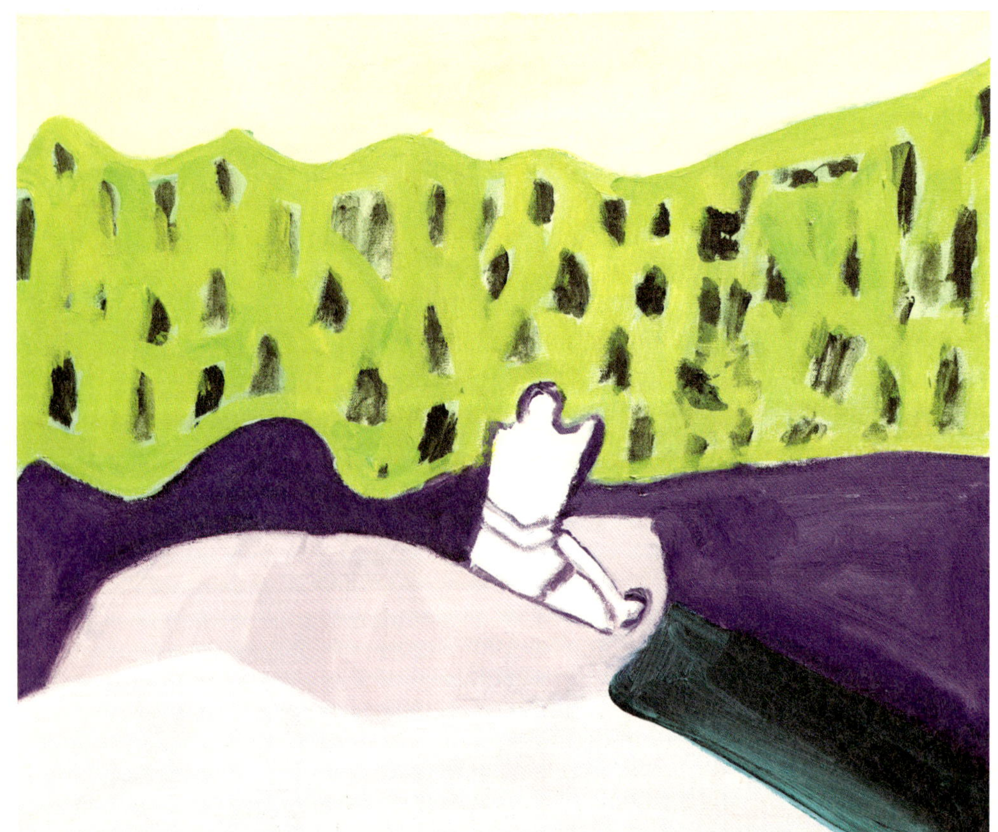

叶家桢
Ye Jiazhen

叶家桢
Ye Jiazhen

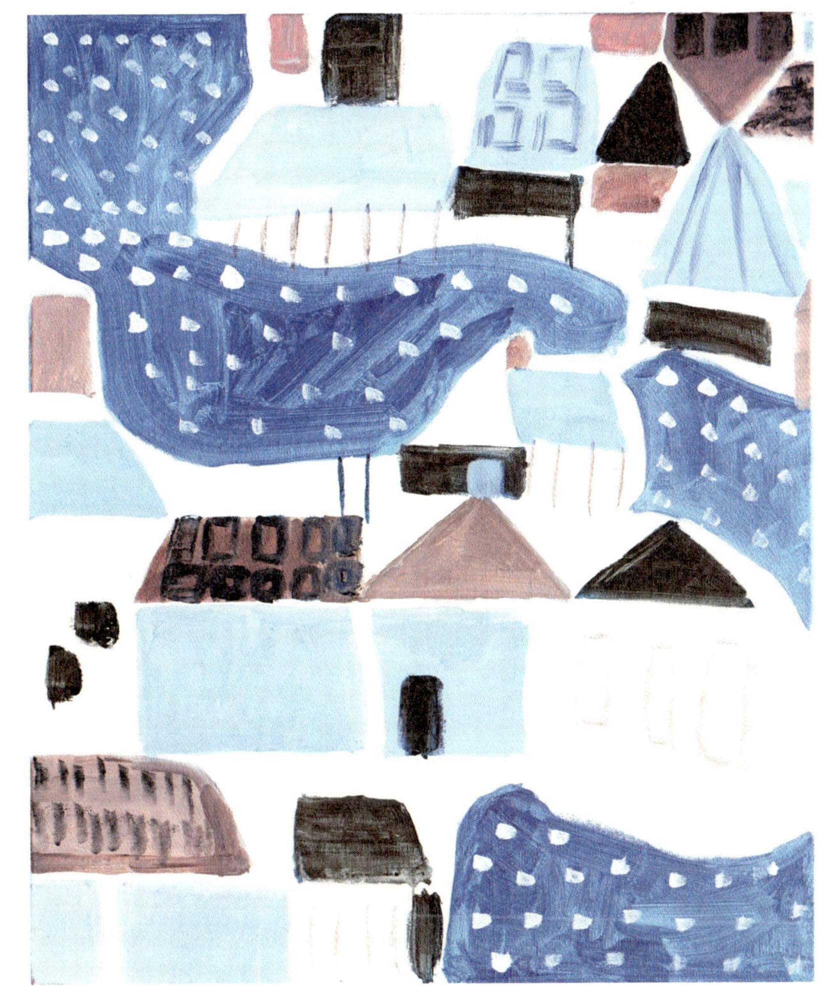

江南

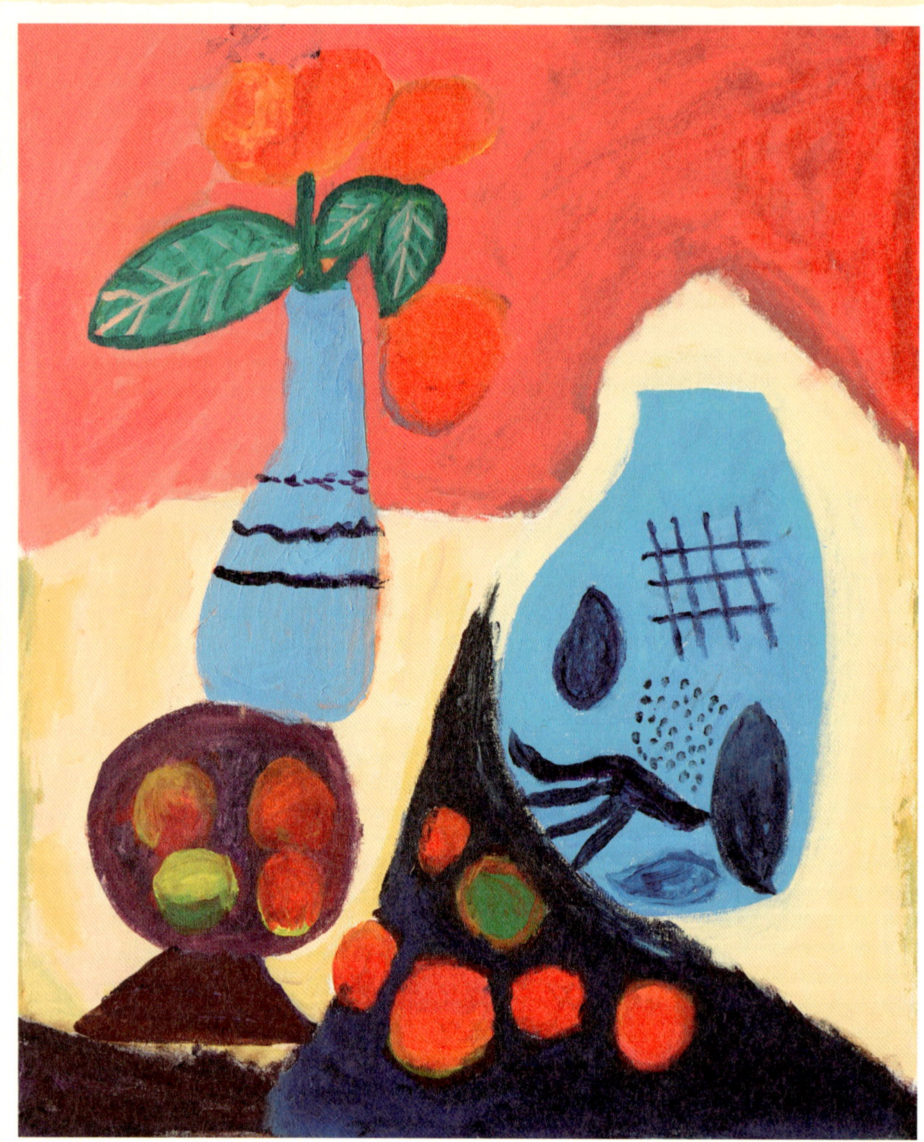

潘成城
Pan Chengcheng

桌面上的静物

小蜗牛的家

王牧天
Wang Mutian

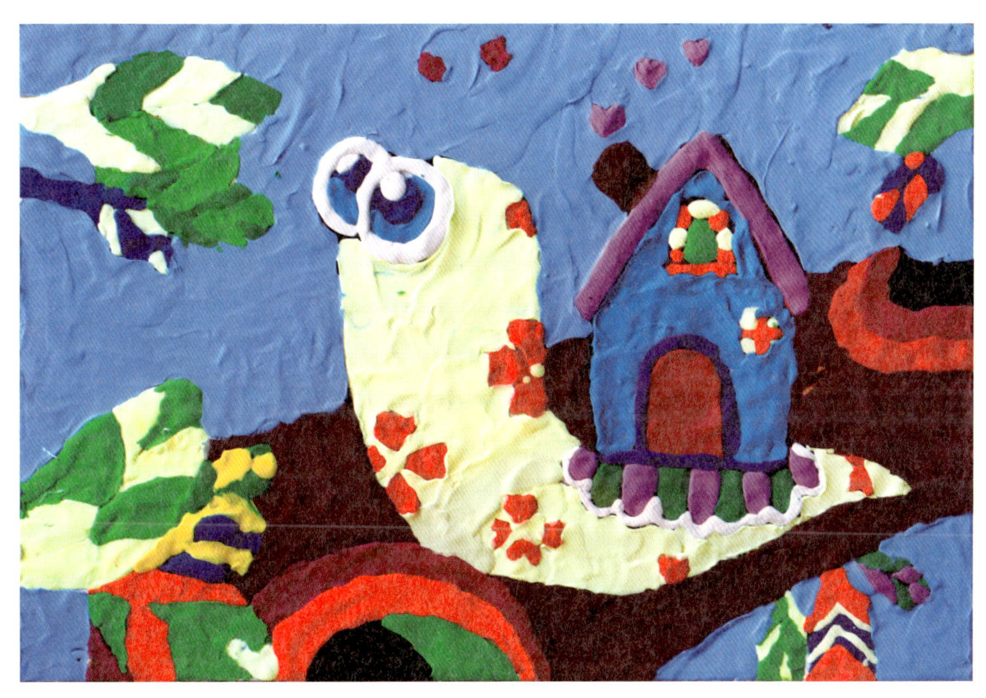

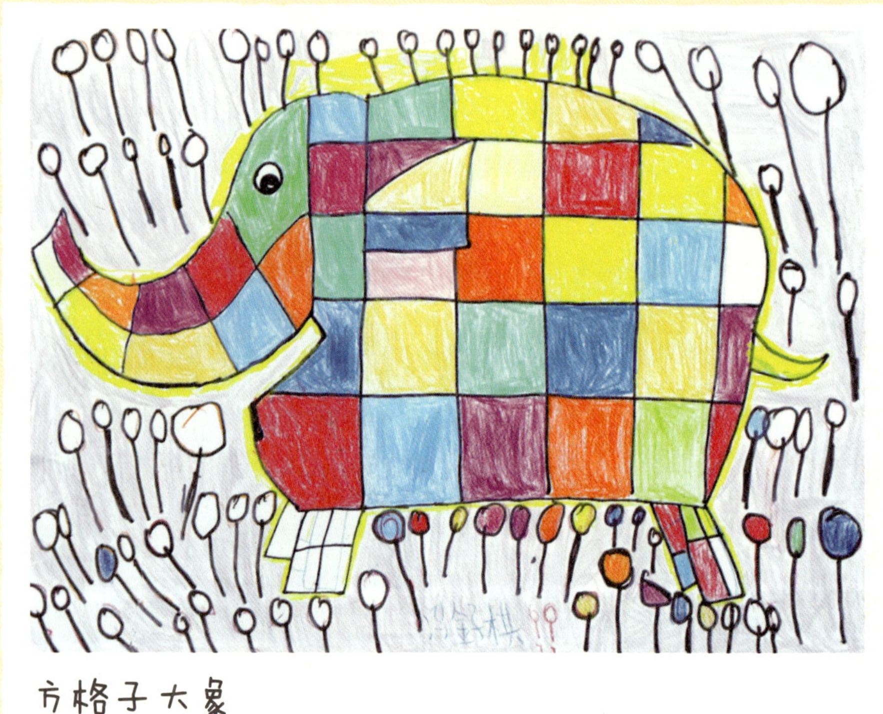

方格子大象

冯舒棋
Feng Ziqi

汪润泽
Wang Runze

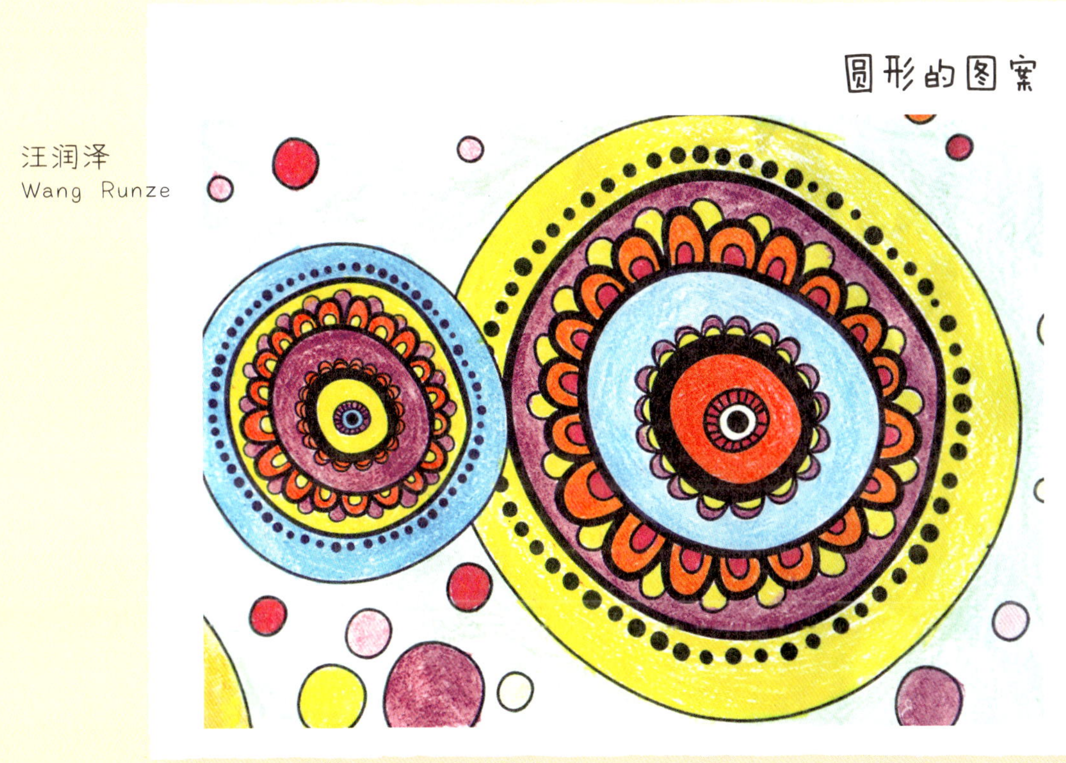

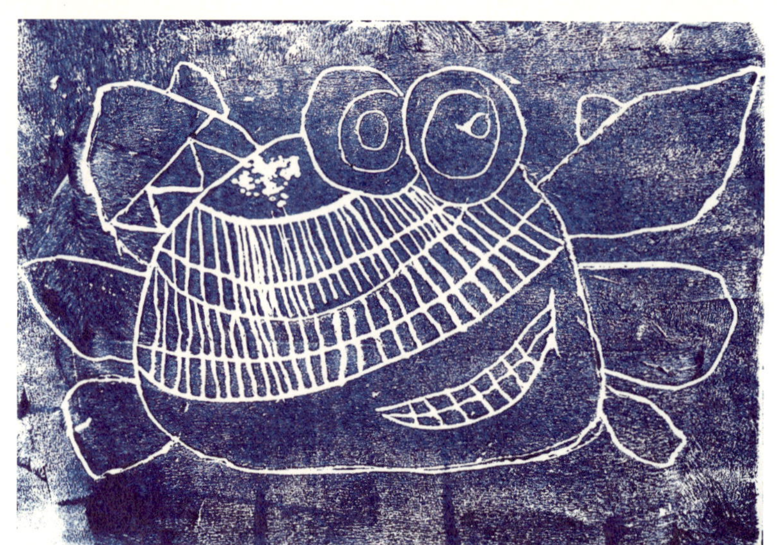

螃蟹

郑睿鹏
Zheng Ruipeng

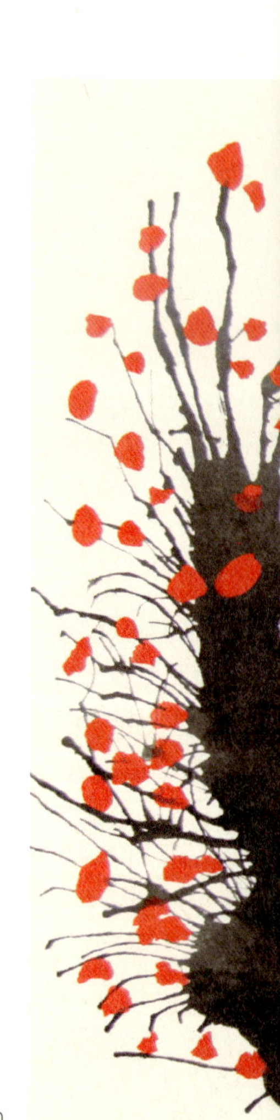

徐星辰
Xu Xingchen

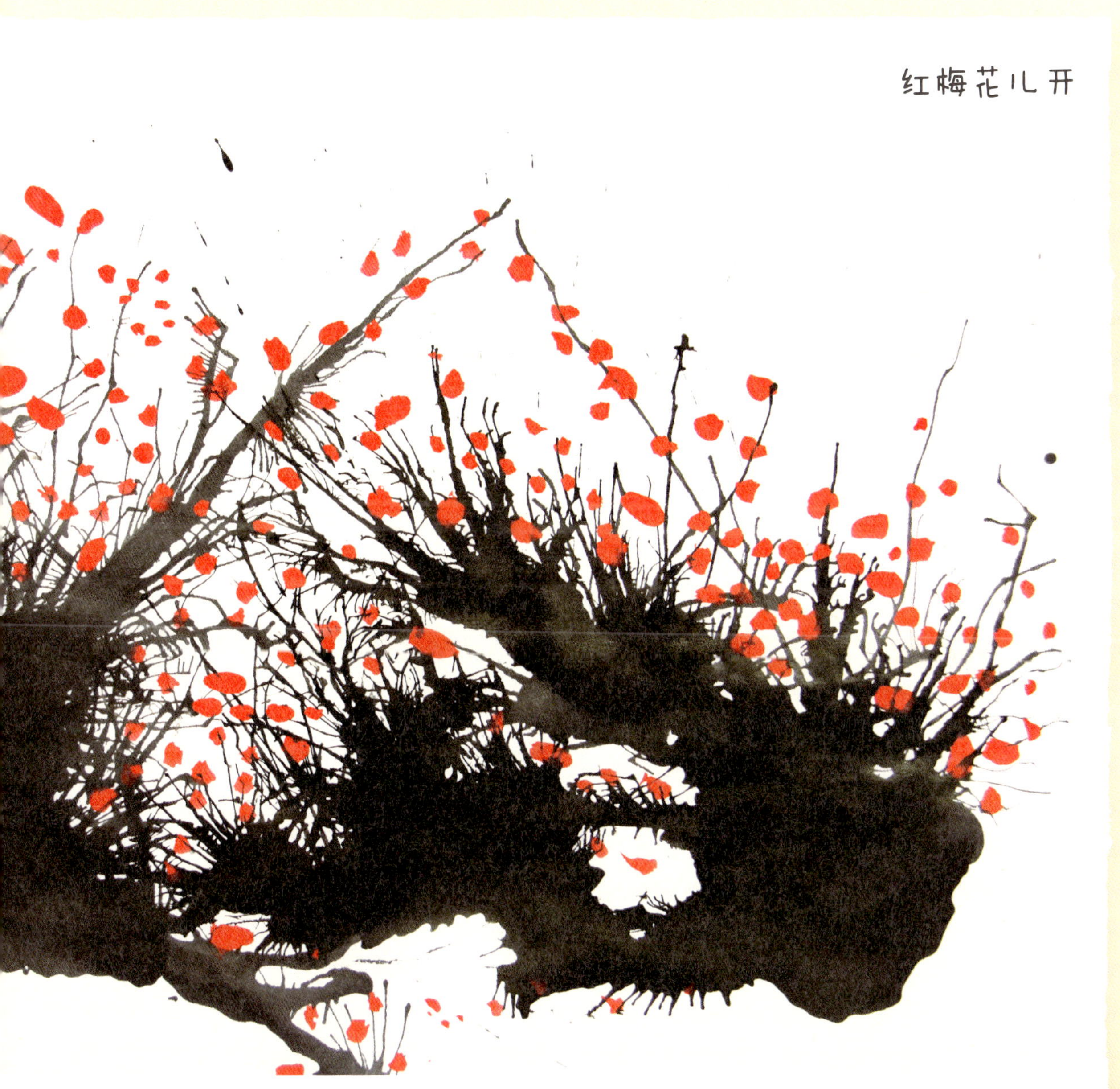

红梅花儿开

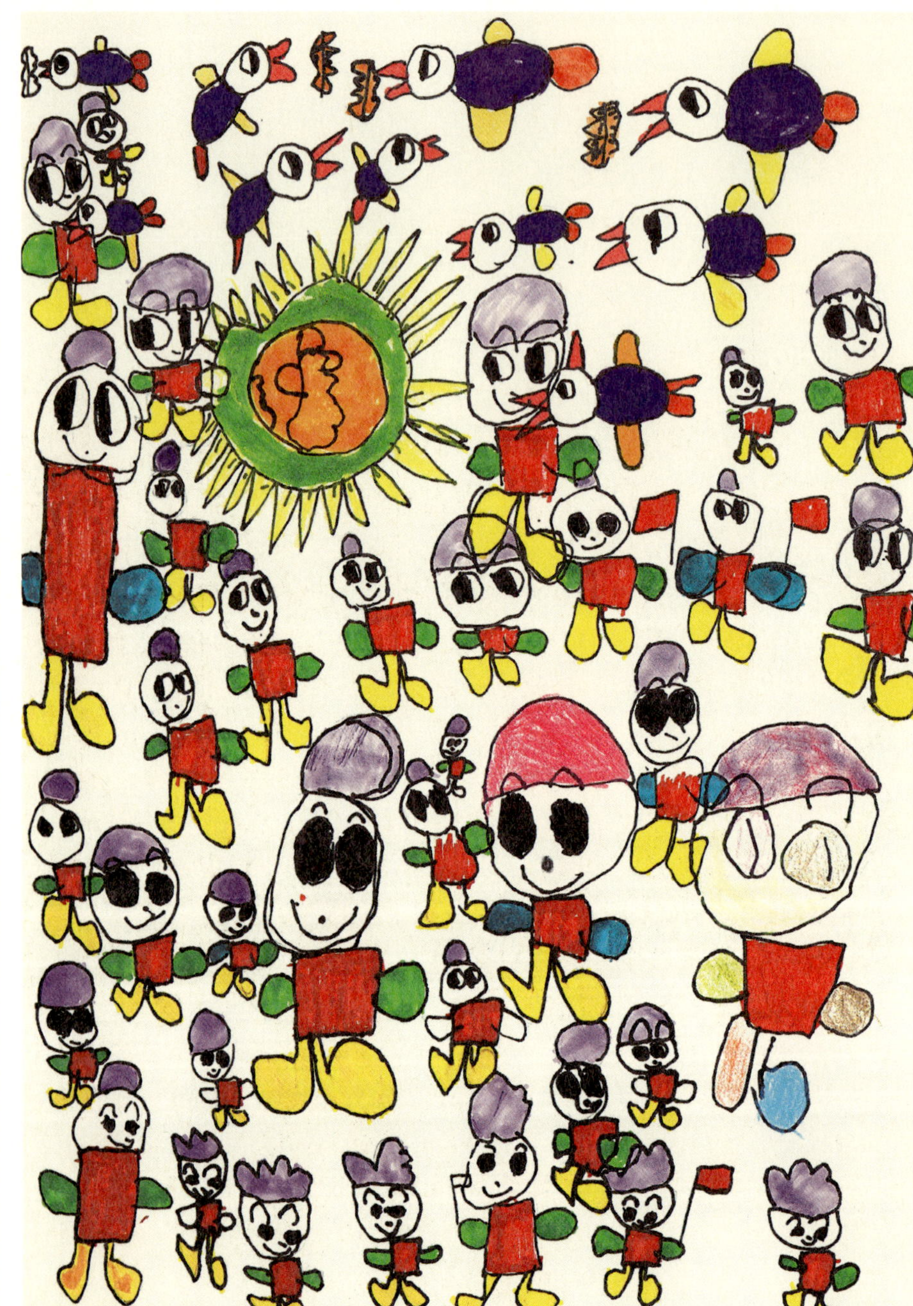

大家庭

徐冠曦
Xu Guanxi

杨欣蓬
Yang Xinpeng

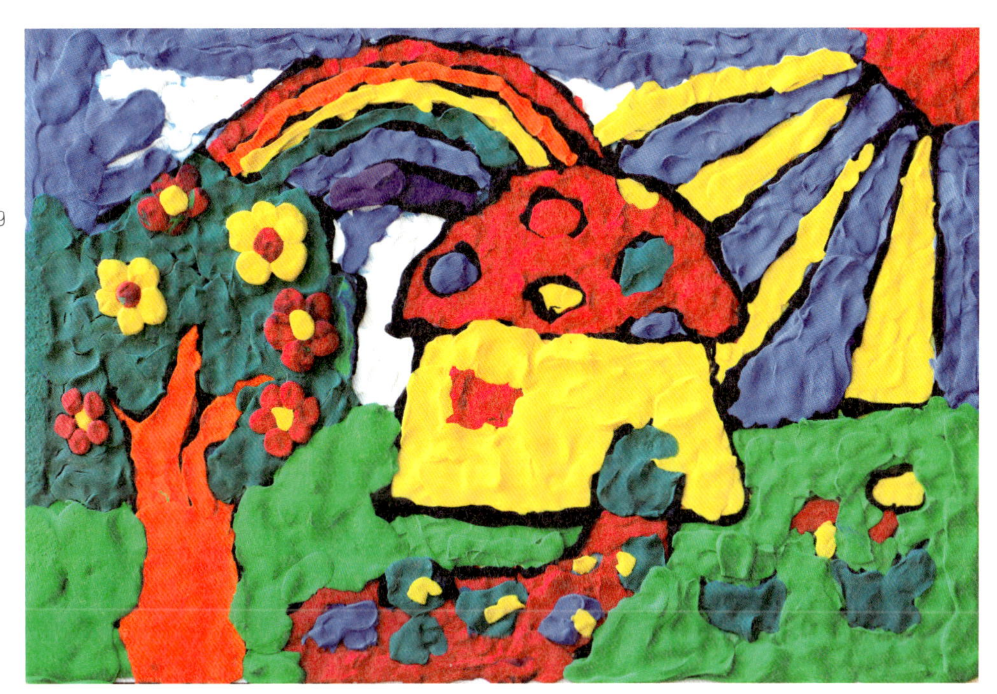

蘑菇屋

神舟飞船

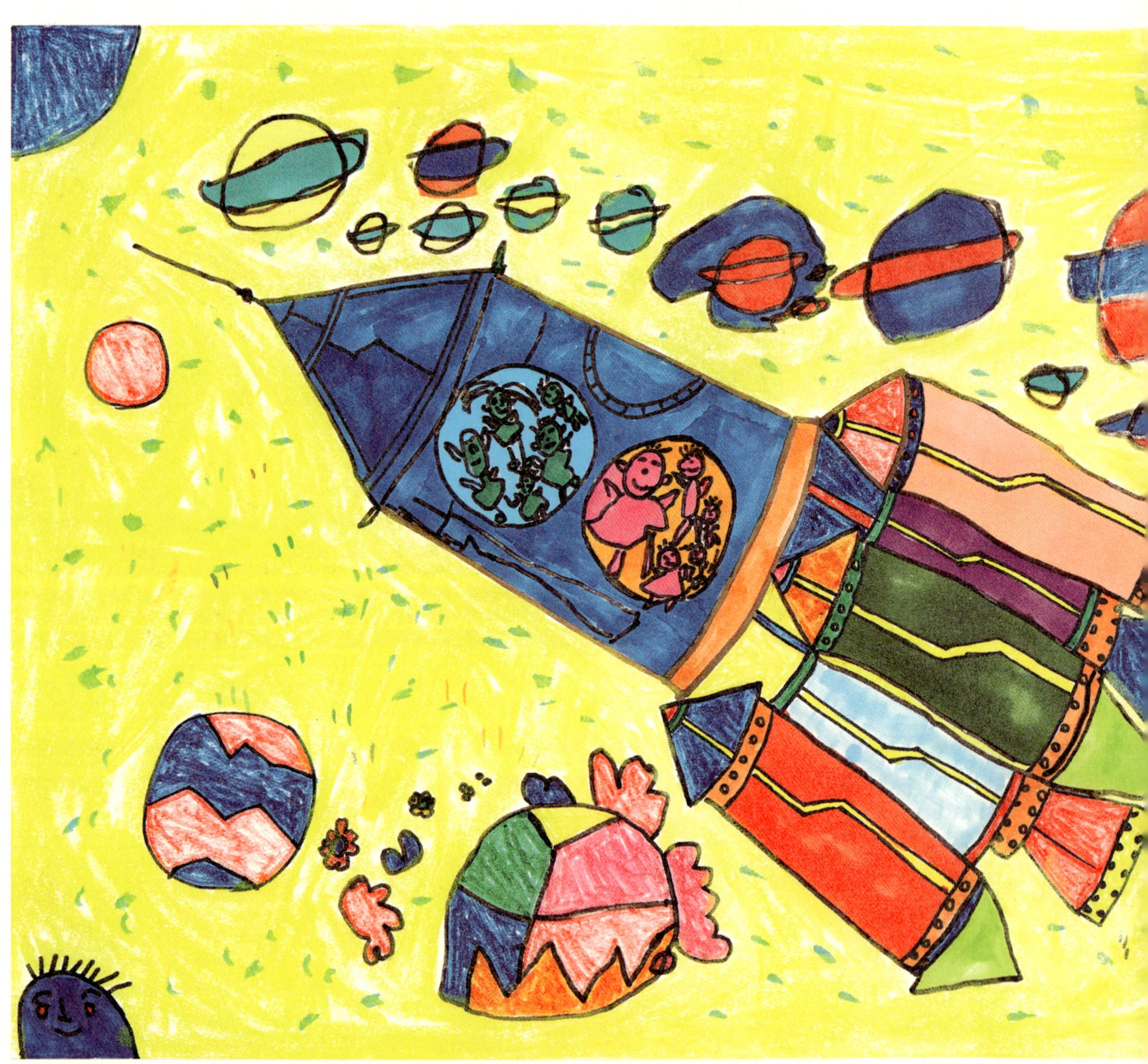

张家豪
Zhang Jiahao

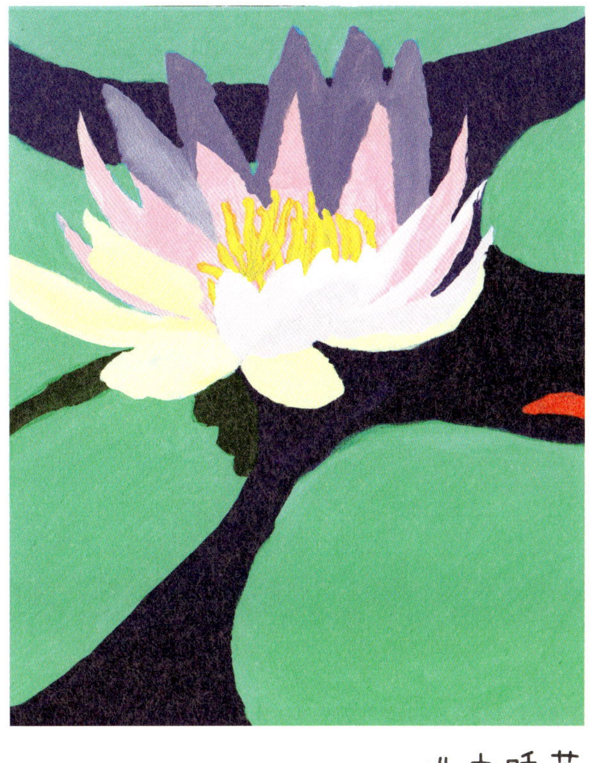

池中睡莲

肖燕菲
Xiao Yanfei

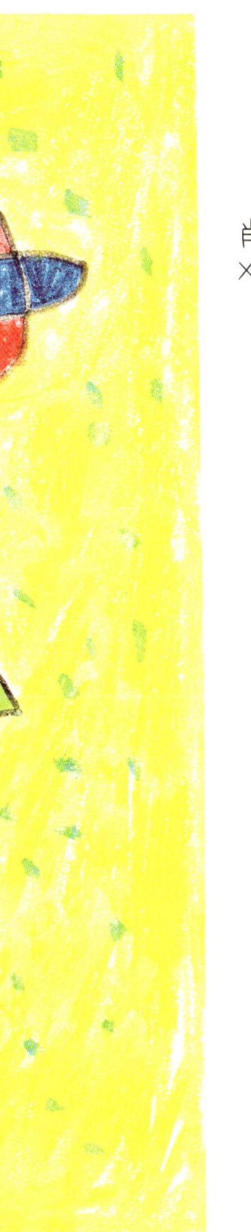

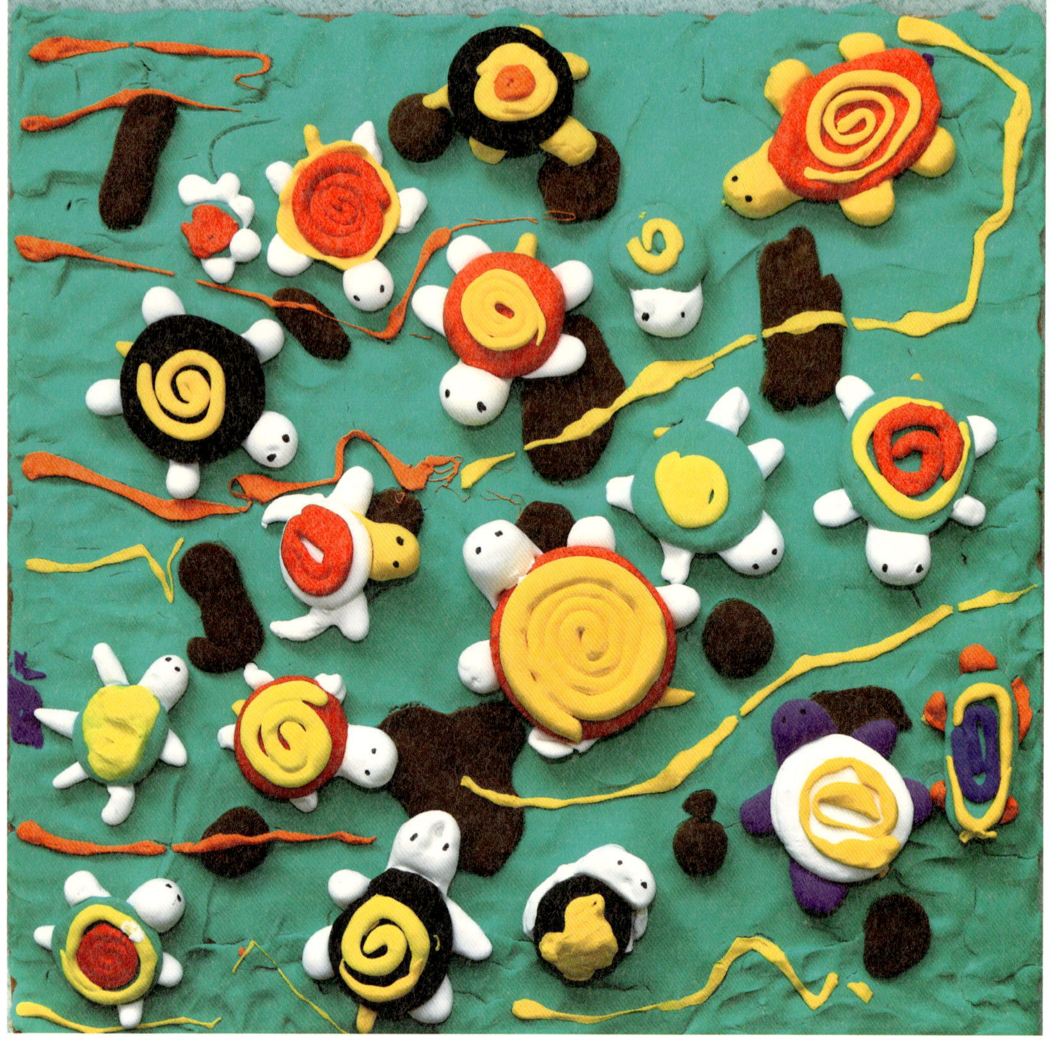

龟的家

漆学俊 Qi Xuejun	郑睿鹏 Zheng Ruipeng	黄天舒 Huang Tianshu	郑炎 Zheng Yan	何雨昊 He Yuhao	许可 Xu Ke
乐宗达 Le Zongda	张吴杰 Zhang Wujie	邵佳豪 Shao Jiahao	米心悦 Mi Xinyue	蒋佳益 Jiang Jiayi	周密 Zhou Mi
孙艺源 Sun YiYuan	王润德 Wang Runde	陈胤利 Chen Yinli	赵怡佳 Zhao Yijia	陈俊宇 Chen Junyu	章乐 Zhang Le

静物素描

叶嘉诚
Ye Jiacheng

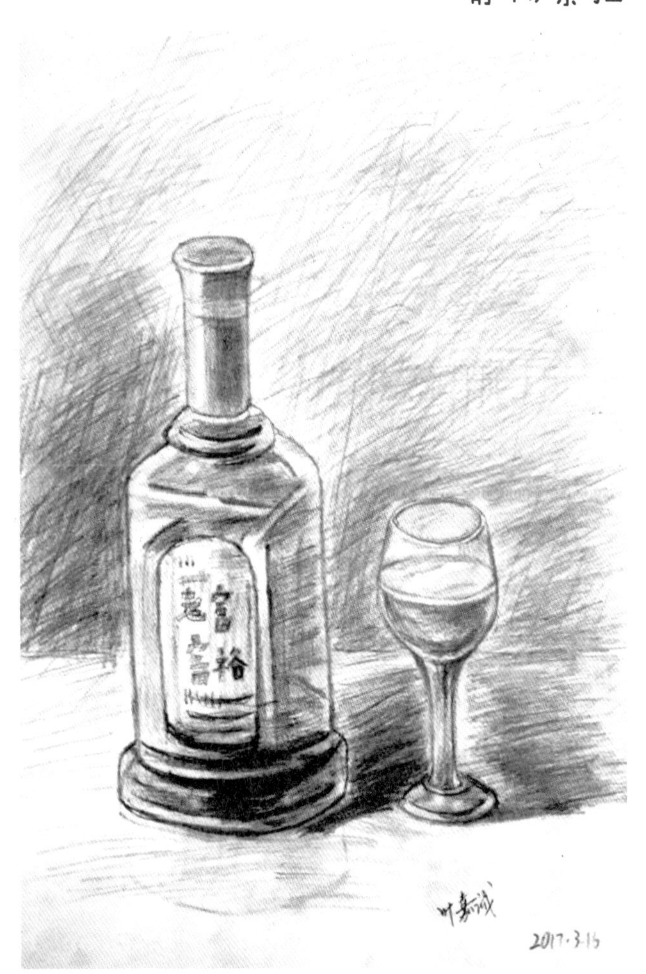

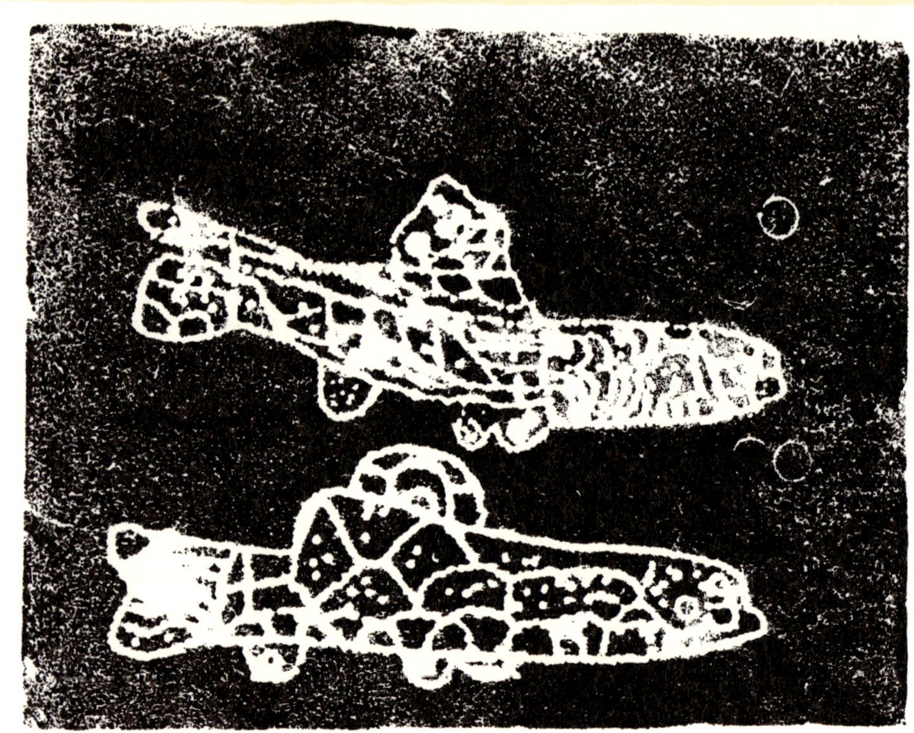

水中的鱼

林皓阳
Lin Haoyang

张亮
Zhang Liang

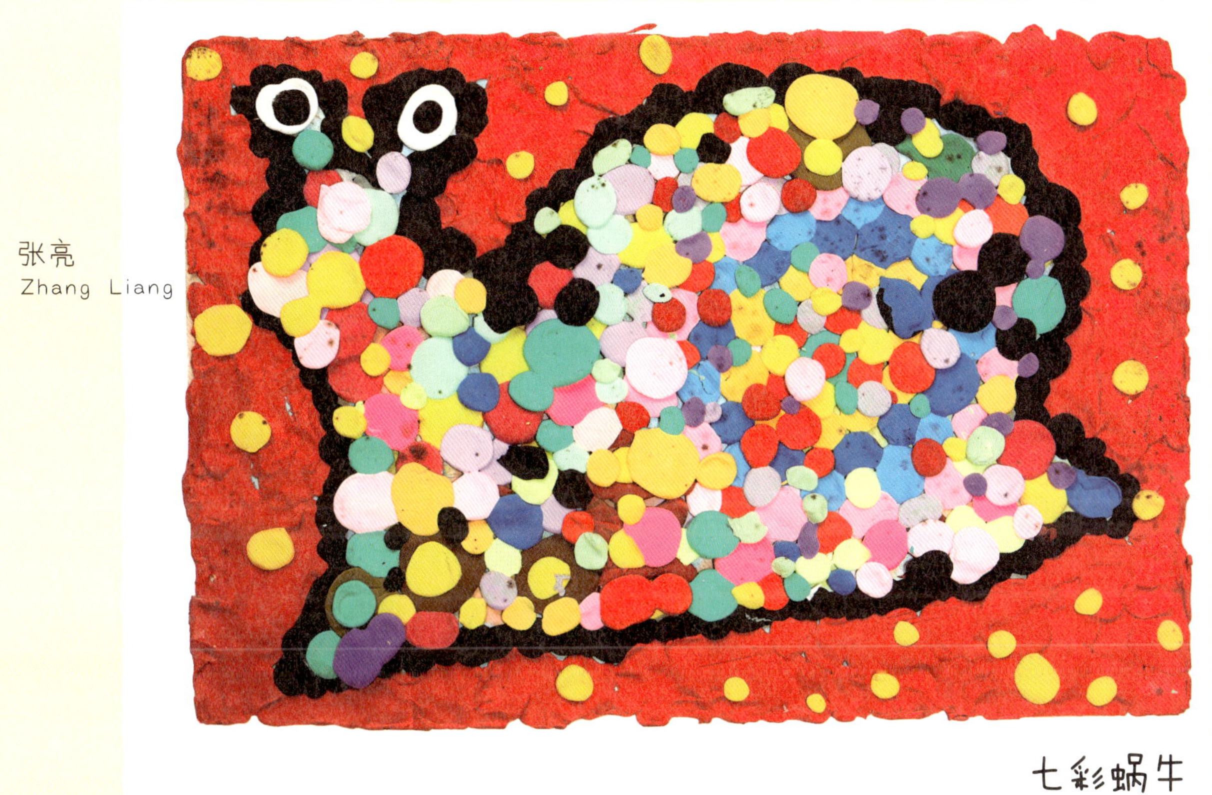

七彩蜗牛

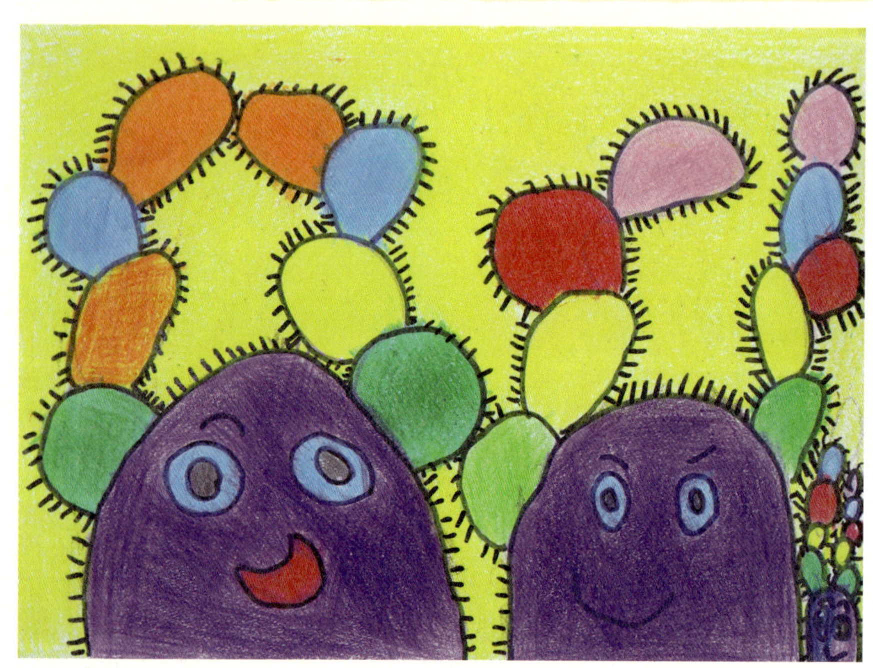

梦幻仙人掌

张瑛霞
Zhang Yingxia

陈恒灏
Chen Henghao

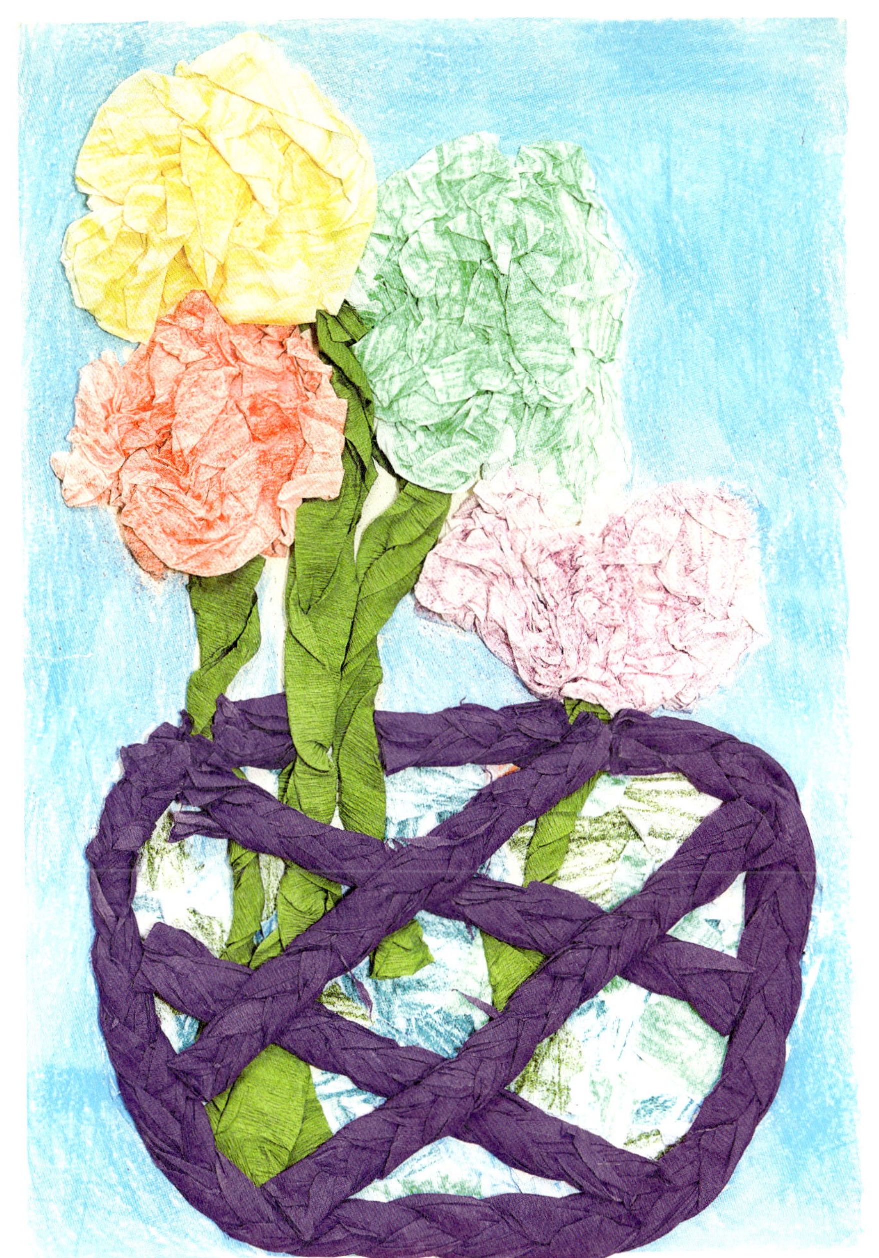

花艺

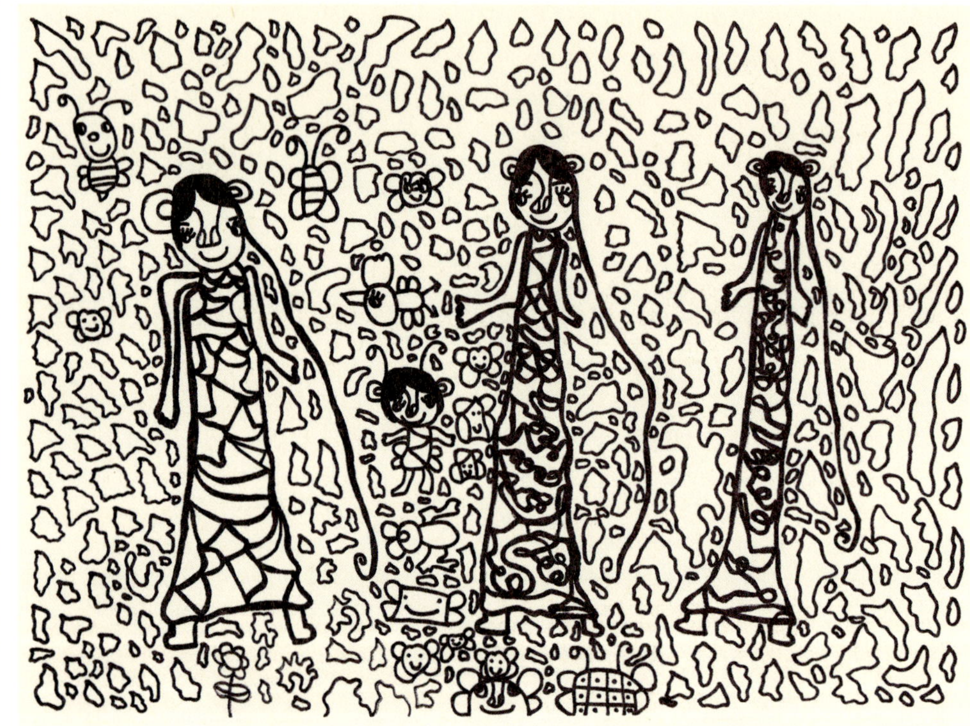

江南忆
Jiang Nanyi

民族女孩庆生日

江南忆
Jiang Nanyi

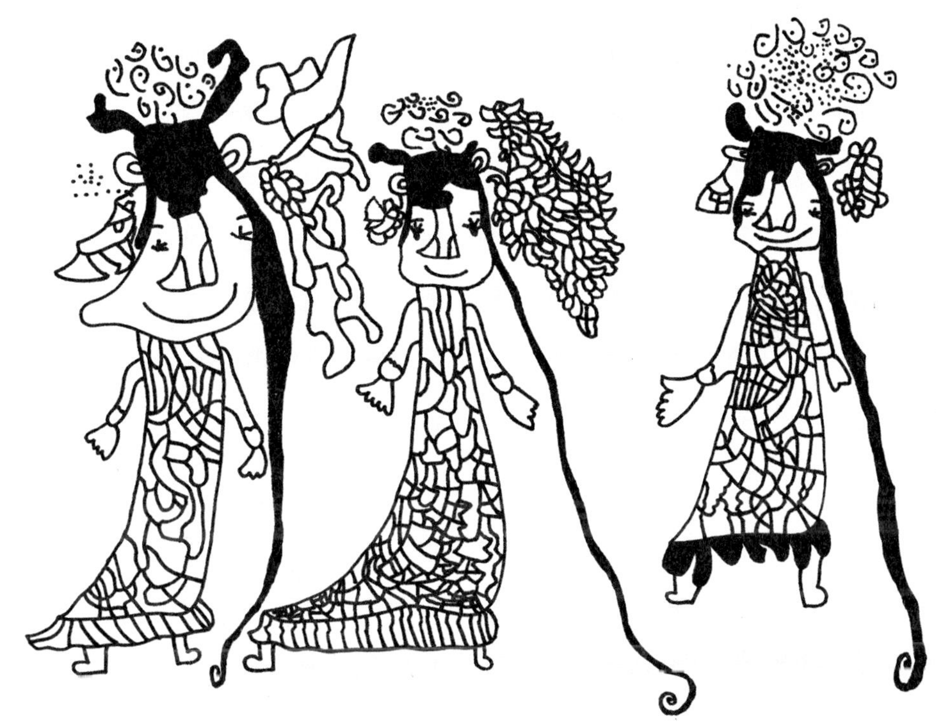

少数民族少女

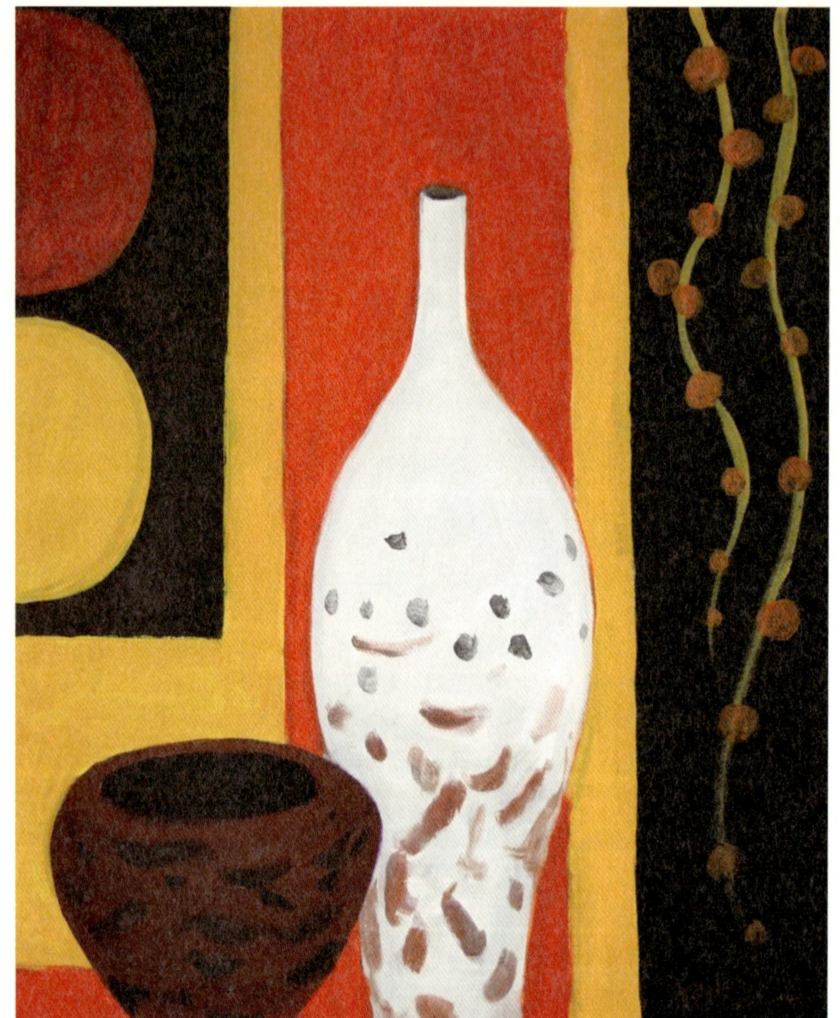

花瓶

钱闻琴
Qian Wenqin

顾海倚
Gu Haiyi

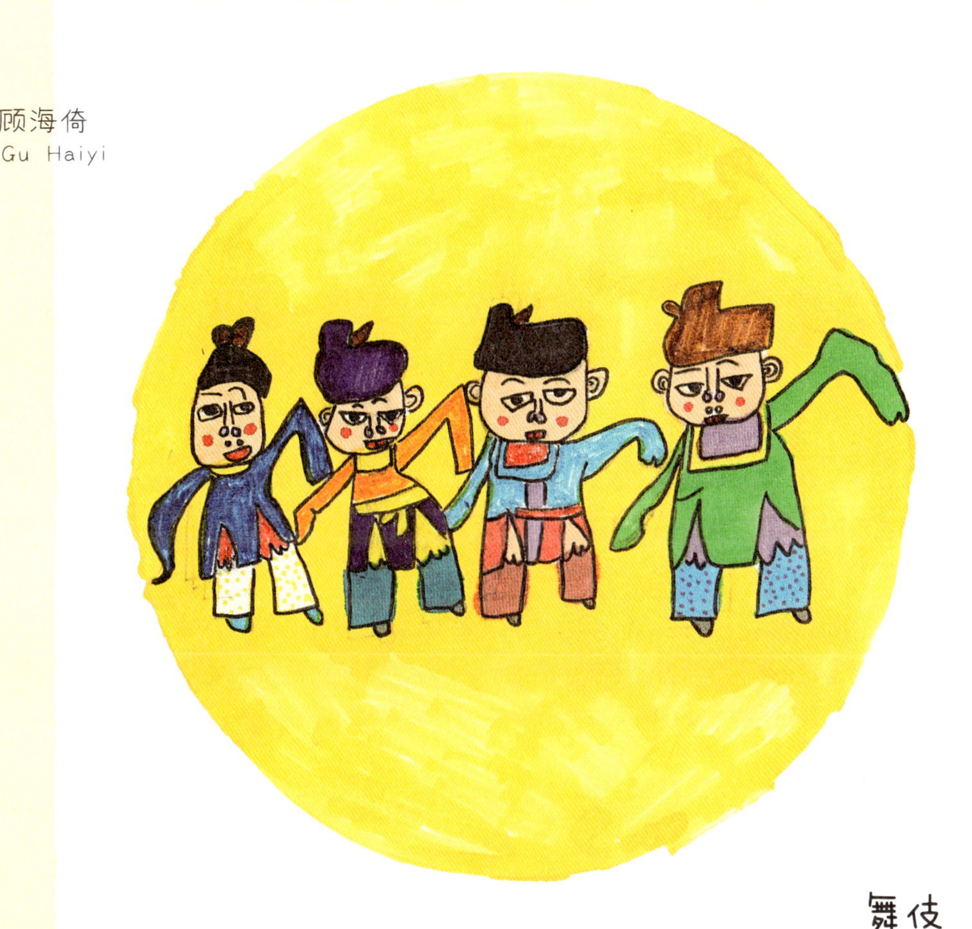

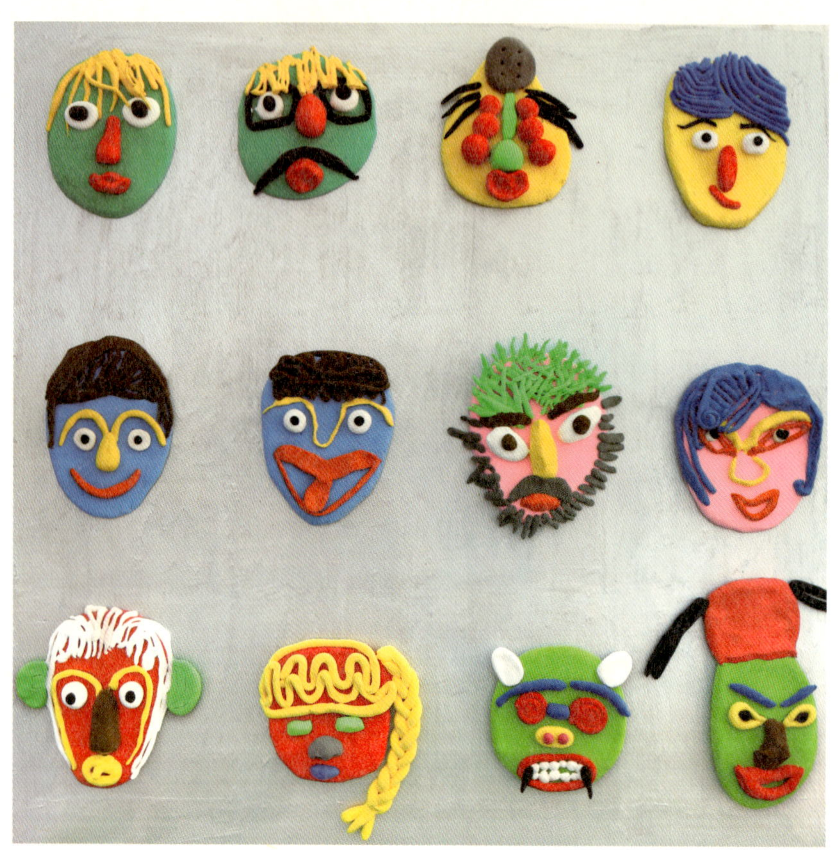

脸谱

叶慧福
Ye Huifu

胡雪颀
Hu Xueqi

傅浙镔
Fu Zhebin

黄太阳
Huang Taiyang

陈辰
Chen Chen

蒋旦来
Jiang Danlai

陈科羽
Chen Keyu

叶晨浩
Ye Chenhao

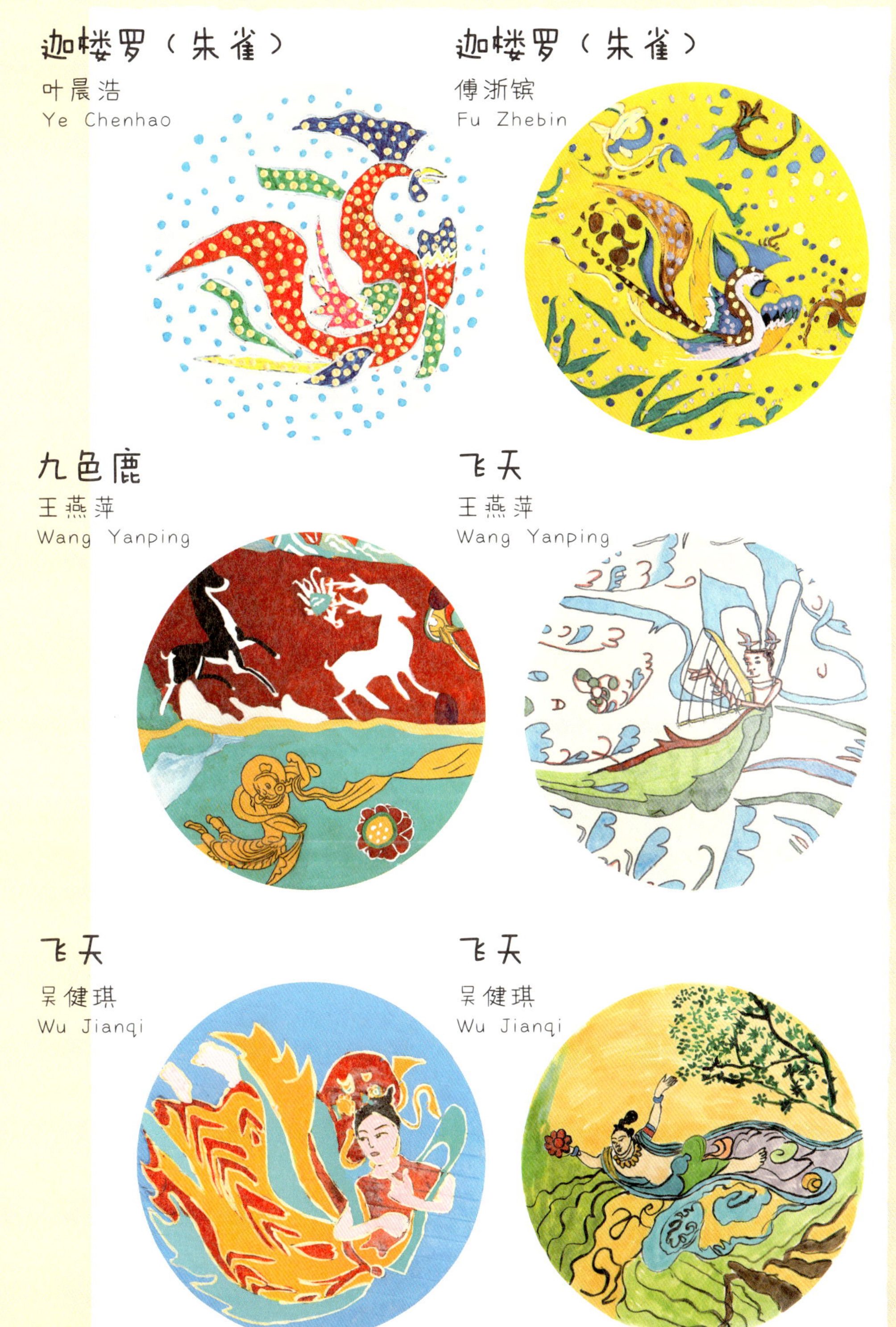

迦楼罗（朱雀）
叶晨浩
Ye Chenhao

迦楼罗（朱雀）
傅浙镔
Fu Zhebin

九色鹿
王燕萍
Wang Yanping

飞天
王燕萍
Wang Yanping

飞天
吴健琪
Wu Jianqi

飞天
吴健琪
Wu Jianqi

索引
INDEX

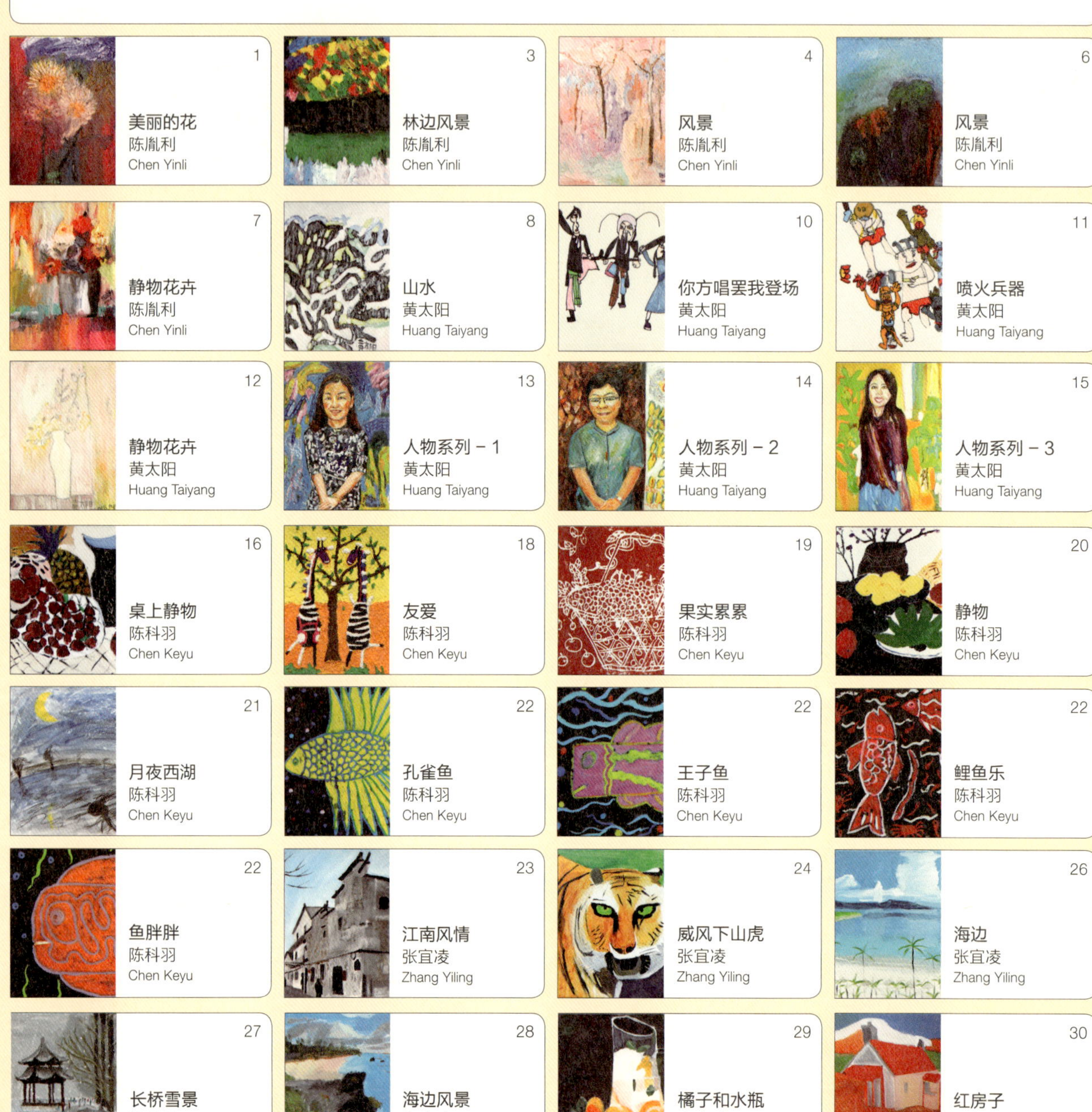

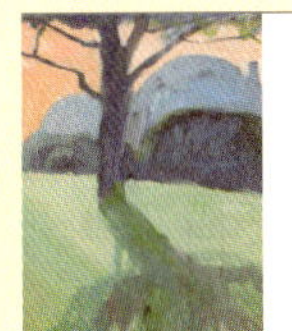

31
公园一角
王心宁
Wang Xinning

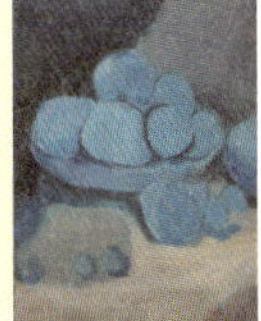

32
单色静物
王心宁
Wang Xinning

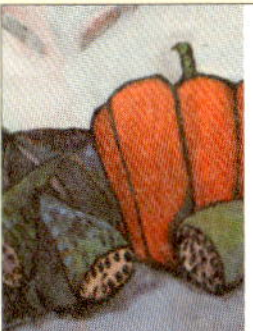

33
农家乐
王心宁
Wang Xinning

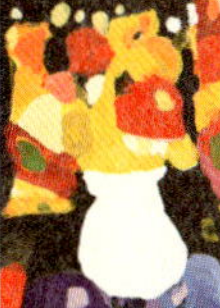

34
繁花灿烂
王心宁
Wang Xinning

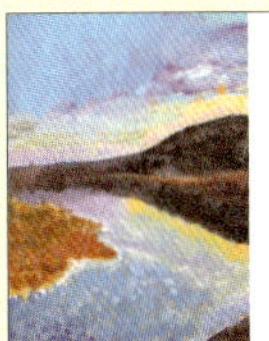

35
江边风景
来家铭
Lai Jiaming

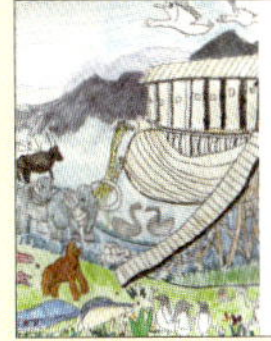

36
幻想动物园
来家铭
Lai Jiaming

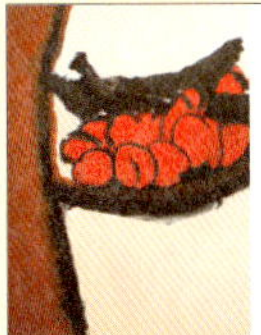

38
有水果的静物
来家铭
Lai Jiaming

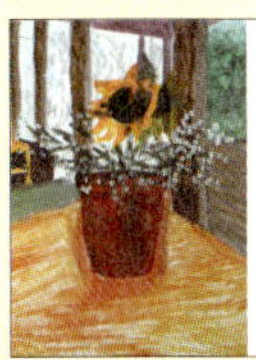

39
窗台边的向日葵
缪子怡
Miao Ziyi

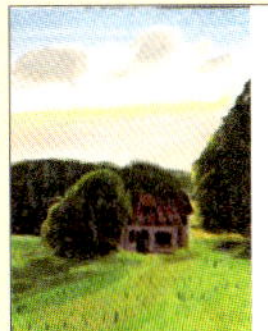

40
静静的风景
缪子怡
Miao Ziyi

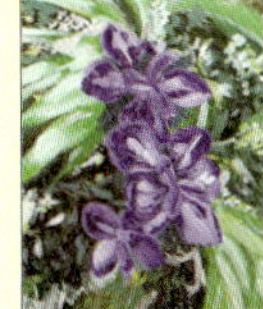

42
湘湖边的蝴蝶兰
缪子怡
Miao Ziyi

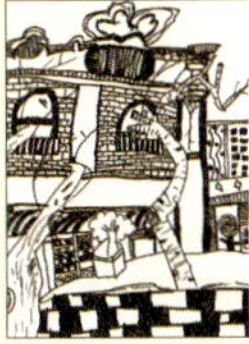

43
老房子系列之
亨利达钟表店
叶慧福
Ye Huifu

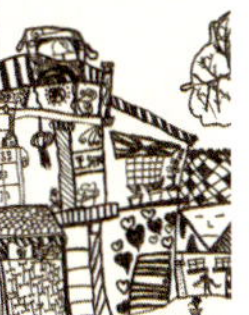

44
老房子系列之
王润兴
叶慧福
Ye Huifu

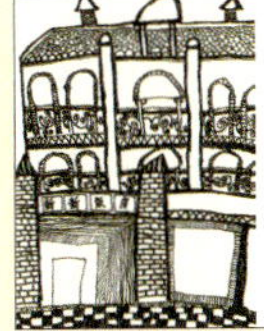

46
老房子系列之
新新饭店
叶慧福
Ye Huifu

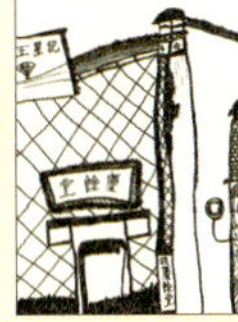

47
老房子系列之
胡庆余堂
叶慧福
Ye Huifu

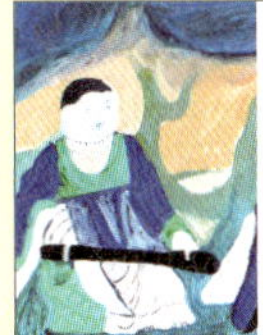

48
听音
郑子航
Zheng Zihang

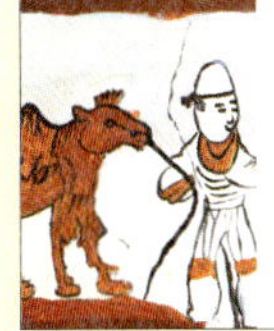

48
出使图
郑子航
Zheng Zihang

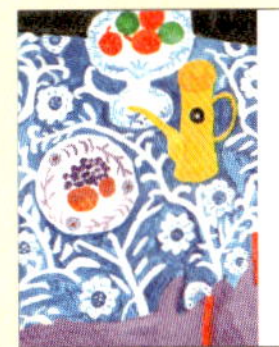

49
餐桌
郑子航
Zheng Zihang

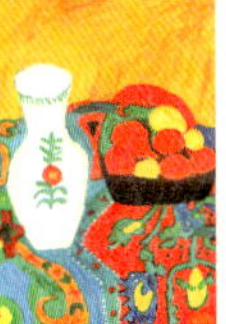

50
绚丽的桌面
郑子航
Zheng Zihang

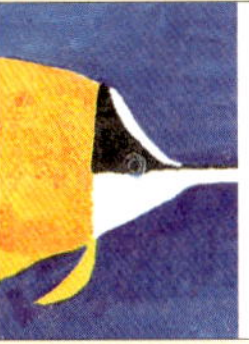

51
美丽的鱼
郑子航
Zheng Zihang

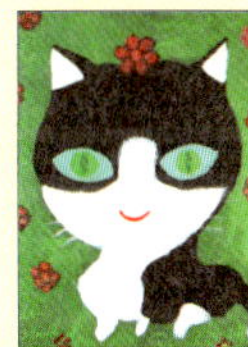

52
可爱的猫
郑子航
Zheng Zihang

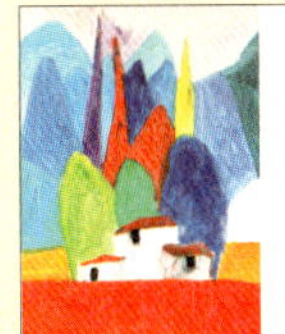

53
理想家园
陈致鉴
Chen Zhijian

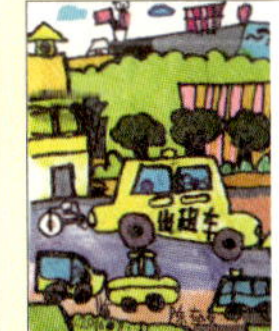

54
魅力城市
陈致鉴
Chen Zhijian

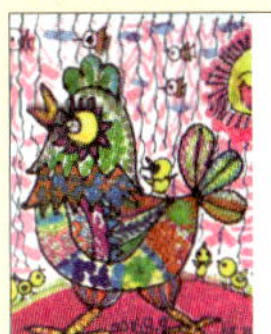

56
美丽的大公鸡
陈致鉴
Chen Zhijian

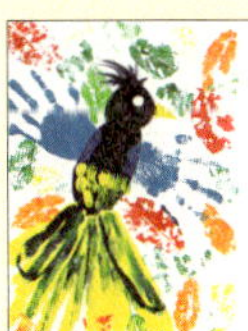

57
凤凰
傅浙镔
Fu Zhebin

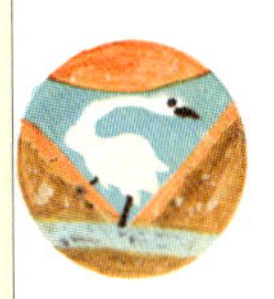

58
莲池中的白鹅
傅浙镔
Fu Zhebin

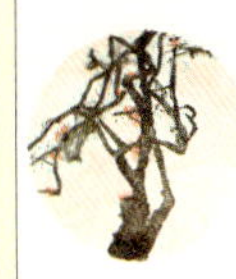

59
梅花
傅浙镔
Fu Zhebin

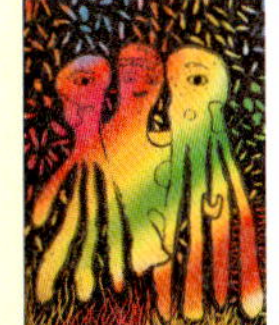

60
和谐
傅浙镔
Fu Zhebin

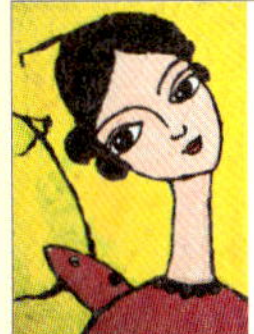

61
少女
王畅
Wang Chang

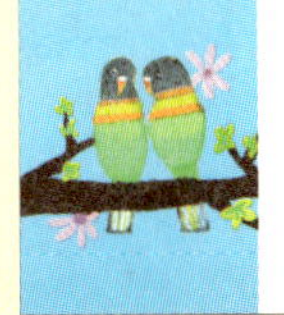

62
哥俩好
傅豪豪
Fu Haohao

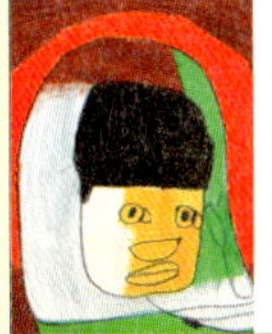

63
人物 9
傅豪豪
Fu Haohao

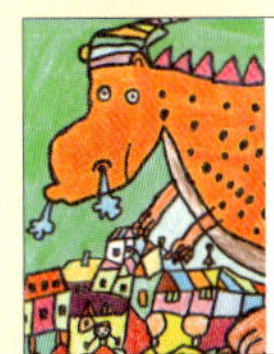

64
打喷嚏的恐龙
傅豪豪
Fu Haohao

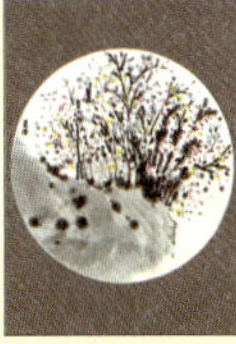

65
竹林春晓
叶晨浩
Ye Chenhao

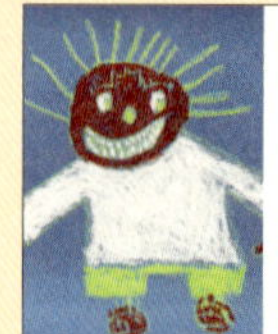

66
我的非洲小伙伴
叶晨浩
Ye Chenhao

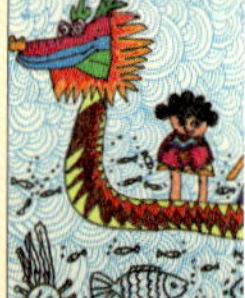

67
水儿清
叶晨浩
Ye Chenhao

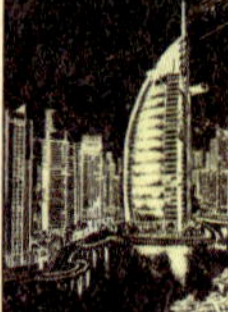

68
帆船酒店
叶晨浩
Ye Chenhao

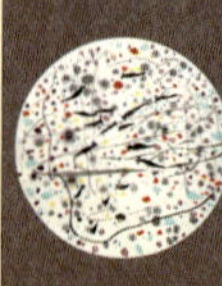

69
鱼趣
陈辰
Chen Chen

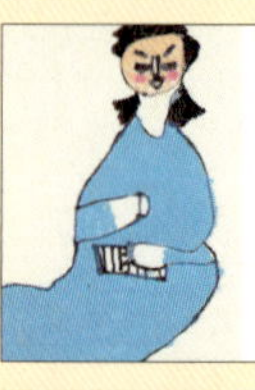

70
少女
陈辰
Chen Chen

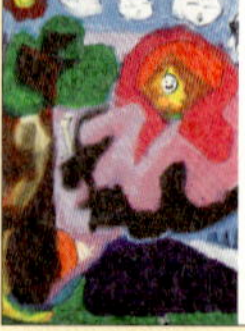

71
花园
陈辰
Chen Chen

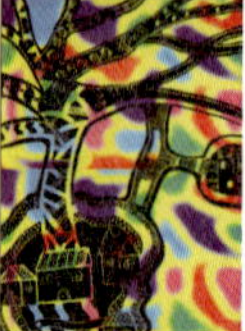

72
智慧树
胡雪颀
Hu Xueqi

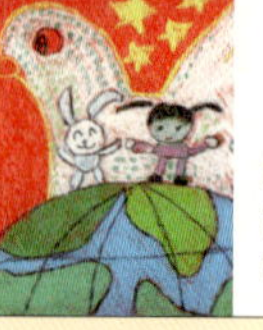

73
地球村
胡雪颀
Hu Xueqi

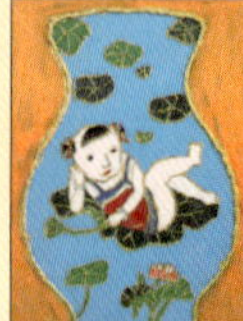

74
娃娃乐
胡雪颀
Hu Xueqi
蒋旦来
Jiang Danlai

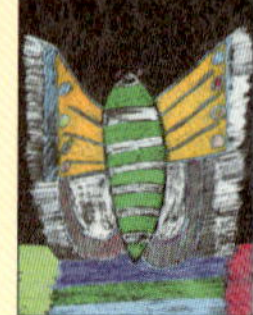

75
蝴蝶
胡雪颀
Hu Xueqi
蒋旦来
Jiang Danlai

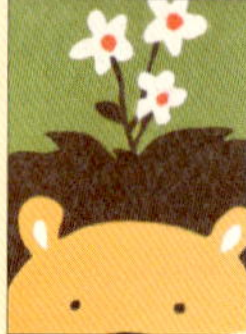

76
狮子
蒋旦来
Jiang Danlai

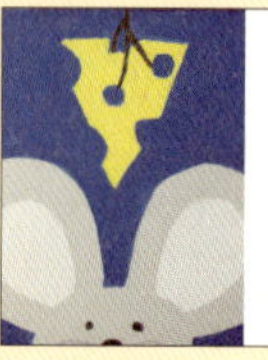

76
老鼠
蒋旦来
Jiang Danlai

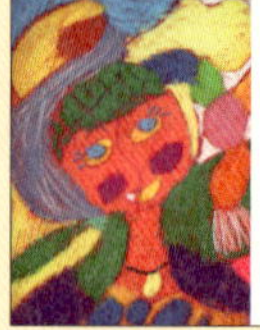

77
快乐的一天
蒋旦来
Jiang Danlai

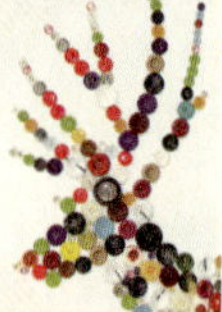

78
麋鹿
傅浙镔
Fu Zhebin
胡雪颀
Hu Xueqi
蒋旦来
Jiang Danlai

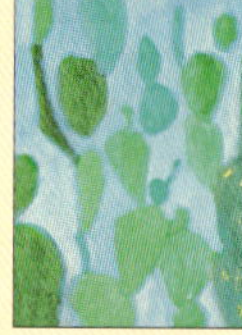

79
仙人掌
庄逸礽
Zhuang Yireng

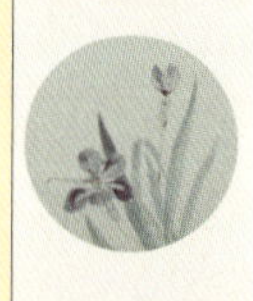

80
鸢尾花
陈进
Chen Jin

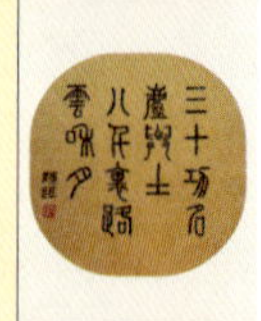

81
满江红
陈进
Chen Jin

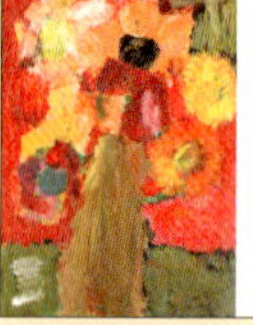

82
热情的花
殷青杨
Yin Qingyang

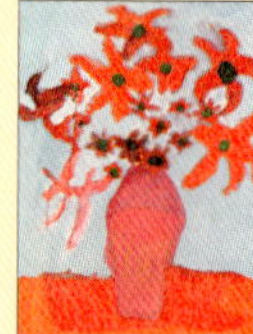

83
红色的花
殷青杨
Yin Qingyang

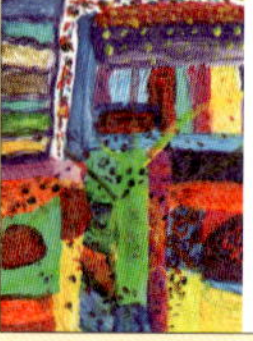

84
河坊街
项尚
Xiang Shang

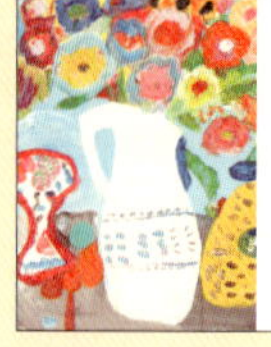

85
斑斓的花卉
项尚
Xiang Shang

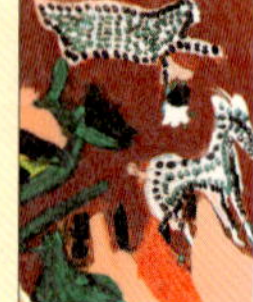

86
九色鹿
郭艳勇
Guo Yanyong

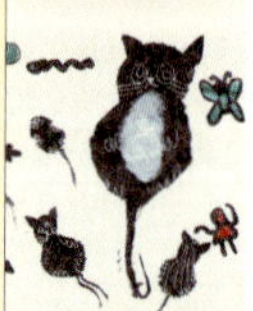

87
猫趣
王思聪
Wang Sicong

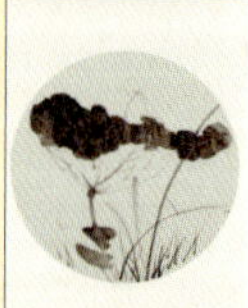

88
荷
刘星
Liu Xing

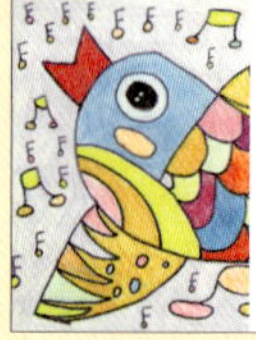

89
飞翔的大鸟
杨文浜
Yang Wenbang

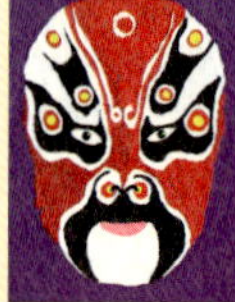

90
京剧脸谱
金乐
Jin Le

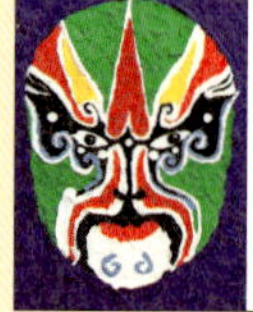

90
京剧脸谱
孔家琪
Kong Jiaqi

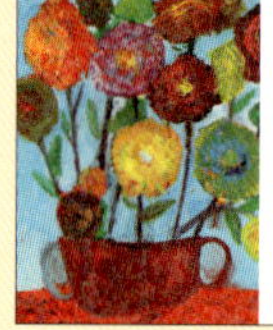

91
花
孔家琪
Kong Jiaqi

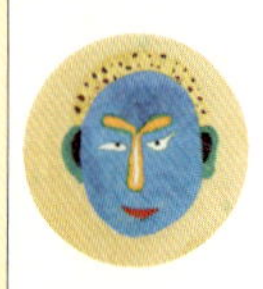

92
敦煌表情
陈辰
Chen Chen

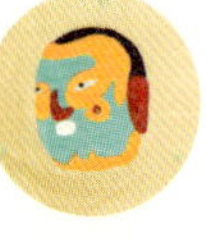

92
敦煌表情
傅王林
Fu Renlin

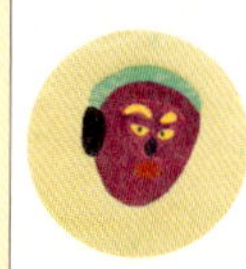

92
敦煌表情
傅王林
Fu Renlin

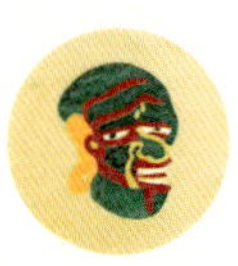

92
敦煌表情
蒋旦来
Jiang Danlai

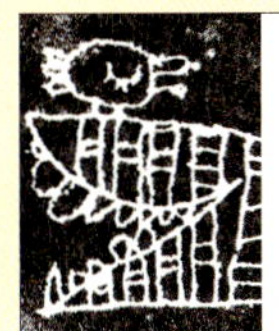
93
鳄鱼与小鸟
陈俊成
Chen Juncheng

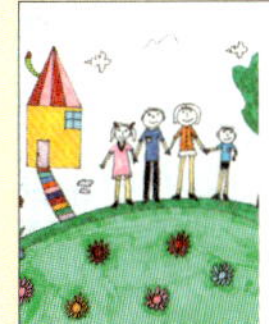
94
地球一家人
陈宏磊
Chen Honglei

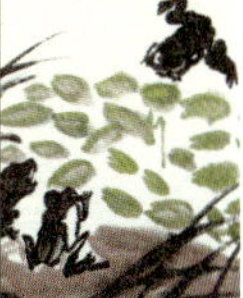
95
蛙鸣
潘悦
Pan Yue

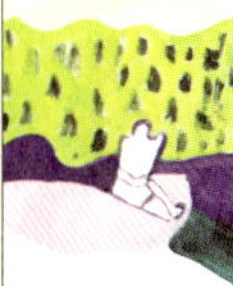
96
野外
叶家桢
Ye Jiazhen

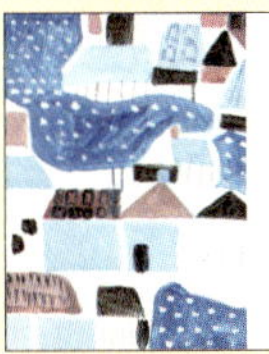
97
江南
叶家桢
Ye Jiazhen

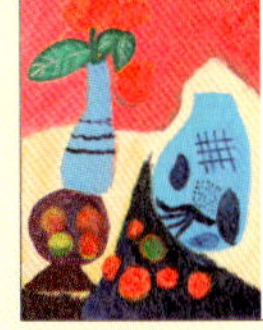
98
桌面上的静物
潘成城
Pan Chengcheng

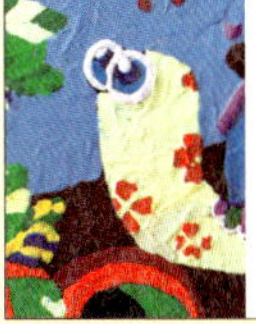
99
小蜗牛的家
王牧天
Wang Mutian

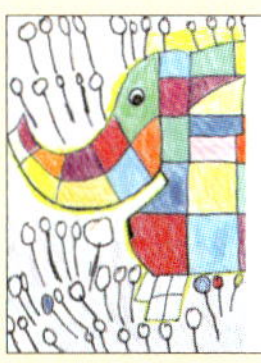
100
方格子大象
冯舒棋
Feng Ziqi

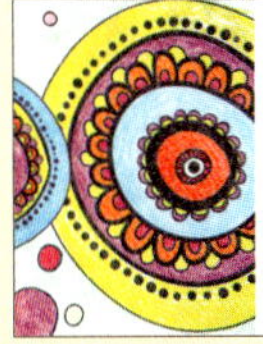
101
圆形的图案
汪润泽
Wang Runze

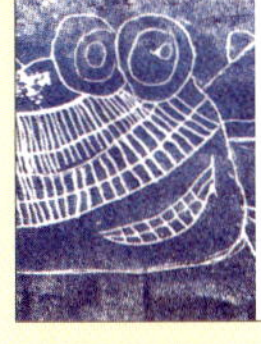
102
螃蟹
郑睿鹏
Zheng Ruipeng

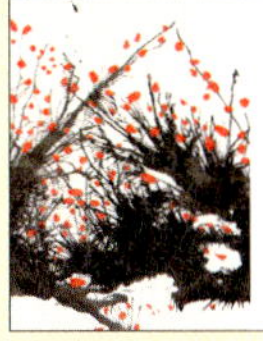
103
红梅花儿开
徐星辰
Xu Xingchen

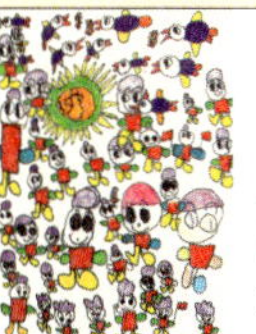
104
大家庭
徐冠曦
Xu Guanxi

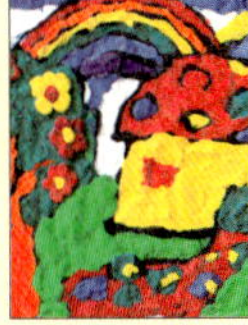
105
蘑菇屋
杨欣蓬
Yang Xinpeng

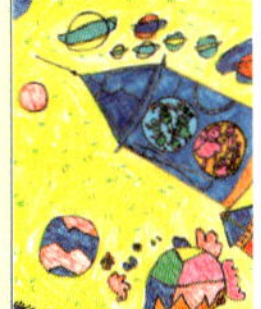
106
神舟飞船
肖燕菲
Xiao Yanfei

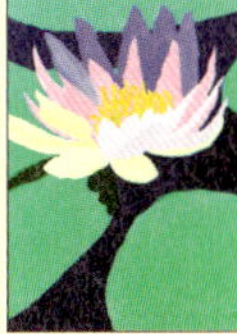
107
池中睡莲
张家豪
Zhang Jiahao

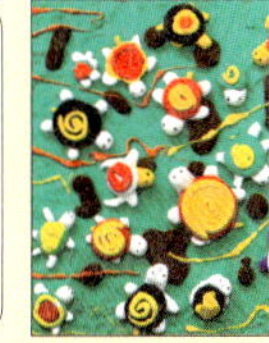
108
龟的家
漆学俊　等
Qi Xuejun et al.

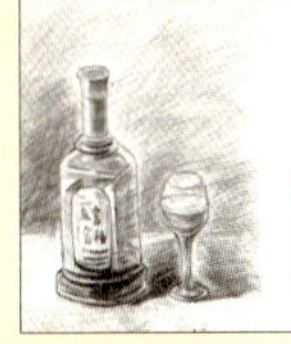
109
静物素描
叶嘉诚
Ye Jiacheng

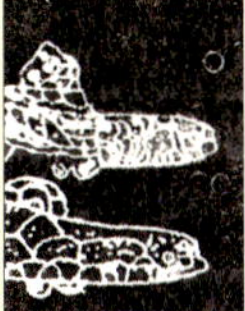
110
水中的鱼
林皓阳
Lin Haoyang

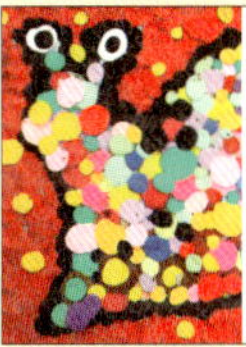
111
七彩蜗牛
张亮
Zhang Liang

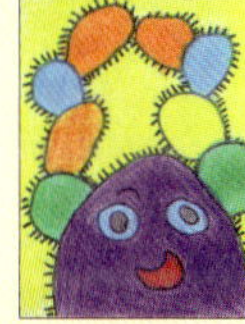
112
梦幻仙人掌
张瑛霞
Zhang Yingxia

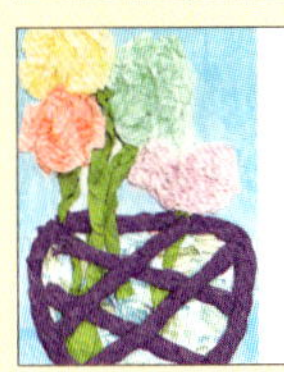
113
花艺
陈恒灏
Chen Henghao

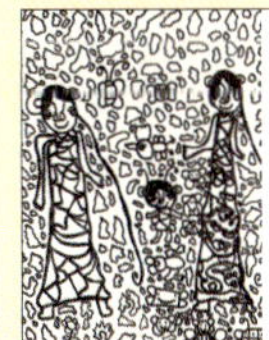
114
民族女孩庆生日
江南忆
Jiang Nanyi

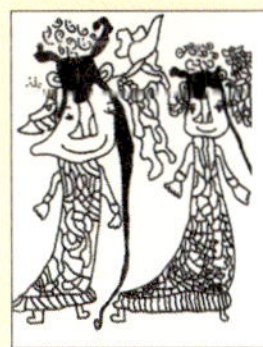
115
少数民族少女
江南忆
Jiang Nanyi

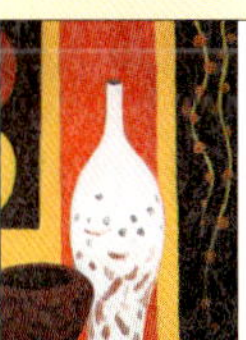
116
花瓶
钱闻琴
Qian Wenqin

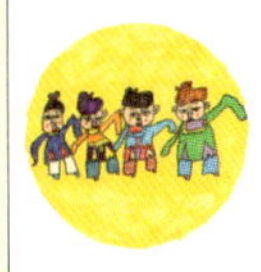
117
舞伎
顾海倚
Gu Haiyi

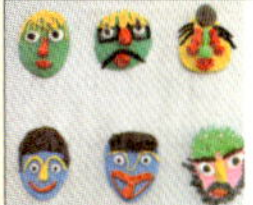
118
脸谱
叶慧福　等
Ye Huifu et al.

119
迦楼罗（朱雀）
叶晨浩
Ye Chenhao

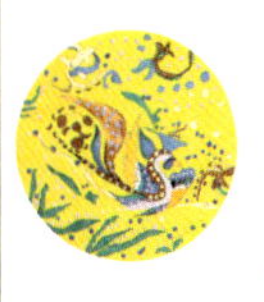
119
迦楼罗（朱雀）
傅浙镔
Fu Zhebin

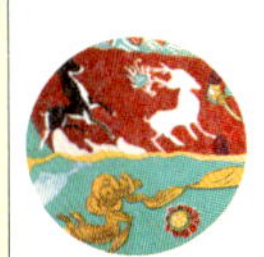
119
九色鹿
王燕萍
Wang Yanping

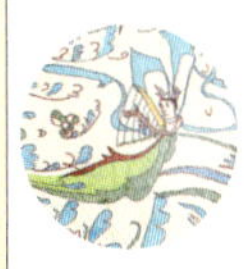
119
飞天
王燕萍
Wang Yanping

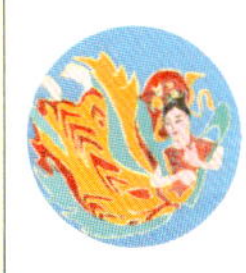
119
飞天
吴健琪
Wu Jianqi

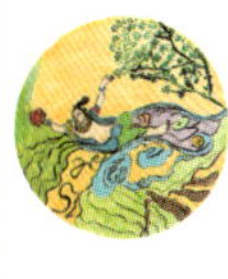
119
飞天
吴健琪
Wu Jianqi

温柔有爱的老师们

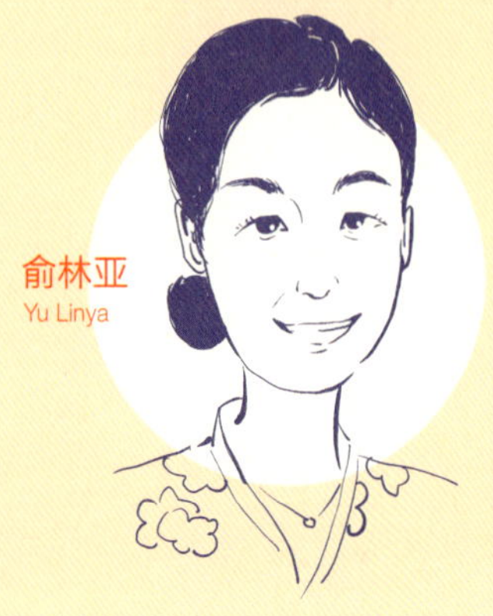

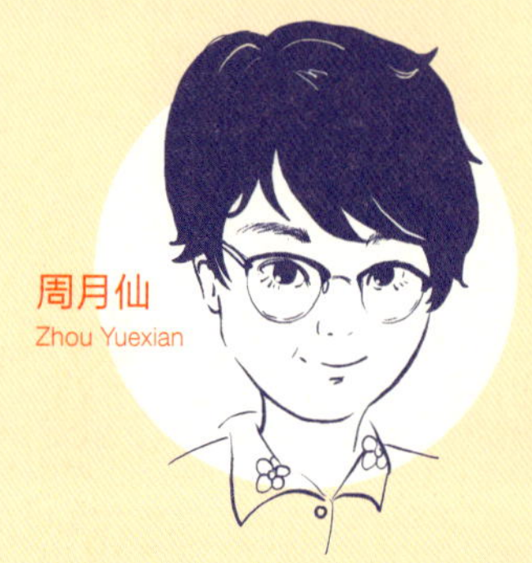

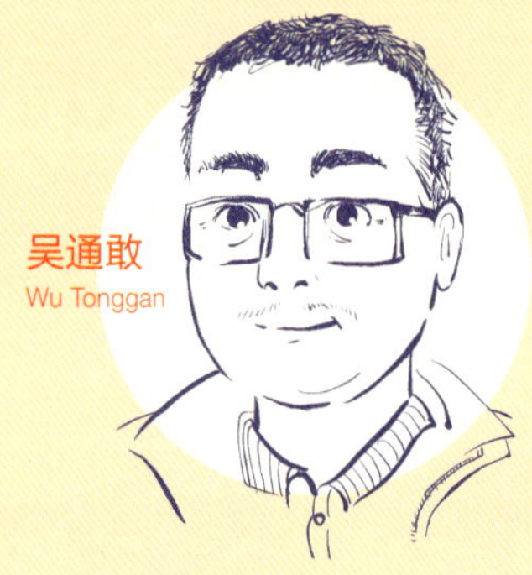

神来之手设计师

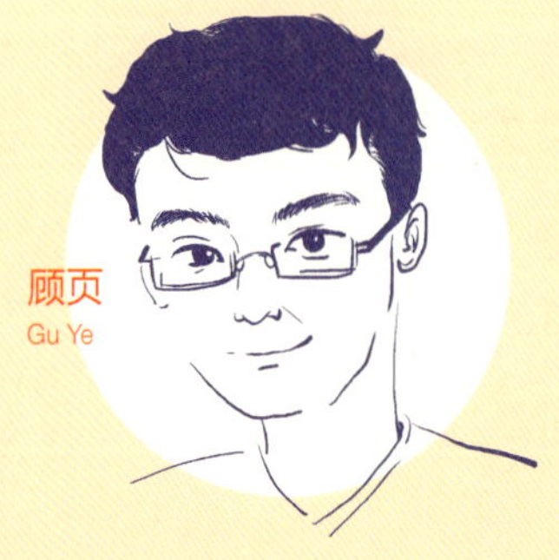

义气相挺的摄影组

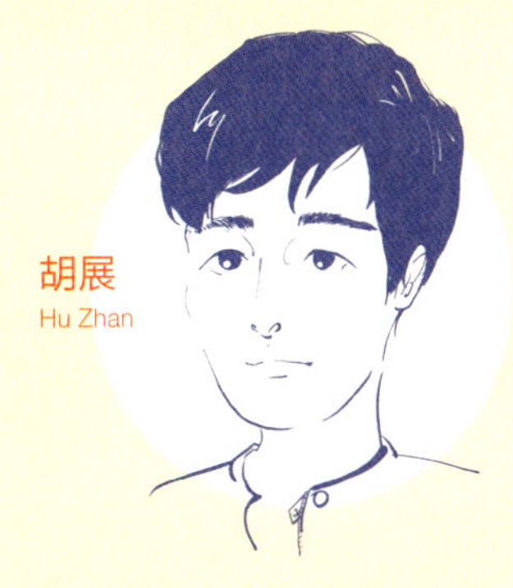

胡展
Hu Zhan

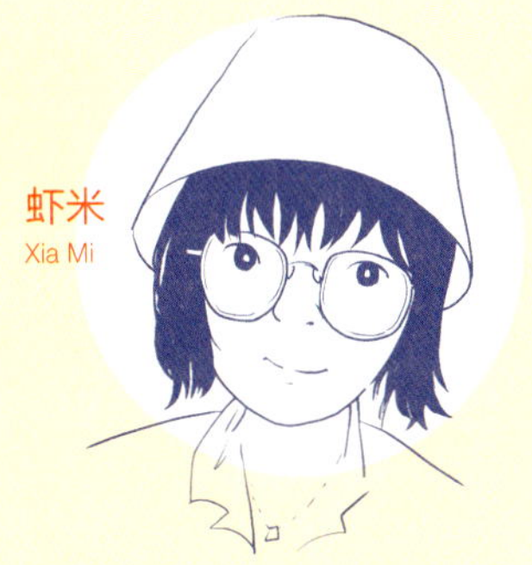

虾米
Xia Mi

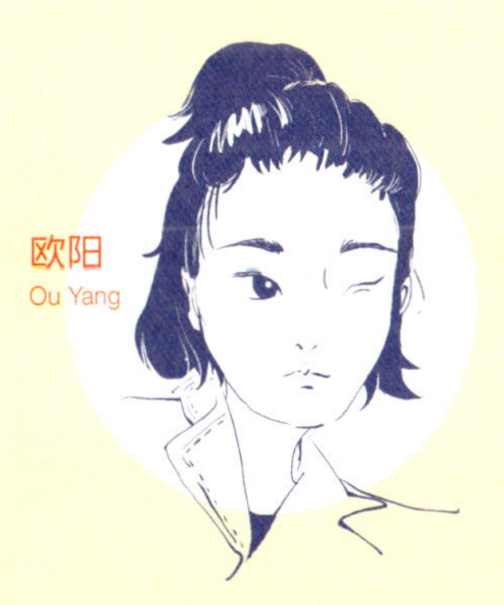

欧阳
Ou Yang

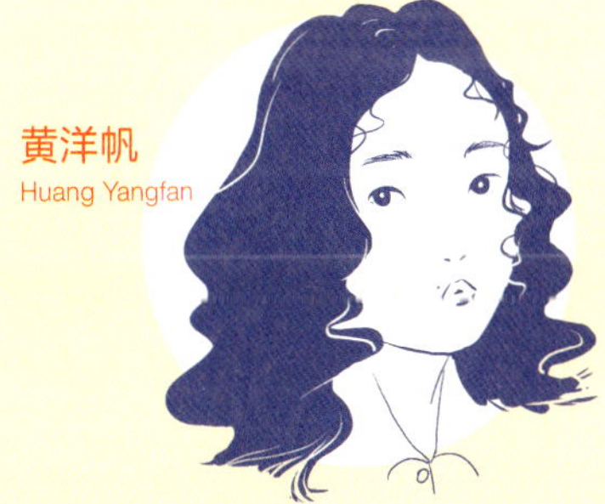

黄洋帆
Huang Yangfan

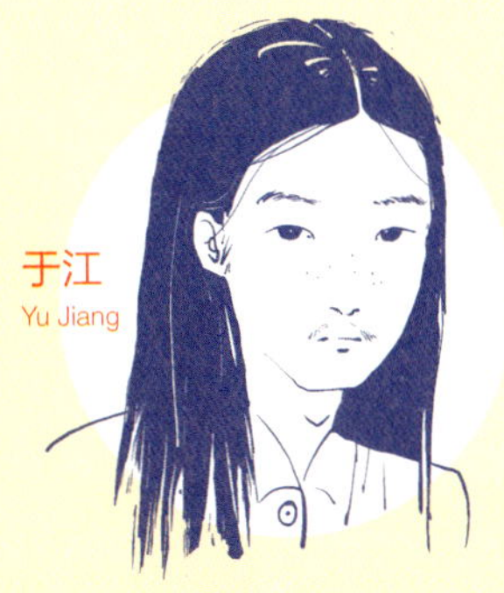

于江
Yu Jiang